王延平

悄悄告诉你饮食背后的秘密

王延平　著

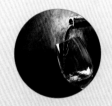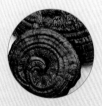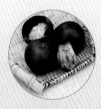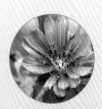

上海科学技术出版社

内容提要

本书从西方营养学和中医食疗两个维度阐明饮食与健康的关系，并从国家卫生健康委员会认定的100余种药食同源目录中选取与人们生活密切相关的食材进行深度剖析，介绍了日常饮食、药食同源、饮食中的营养素和菌群、常见病的日常调理等内容，使人轻松地掌握营养与食疗的核心和基本常识，提升自我进行健康管理的能力，有助于推动我国国民健康素养水平的提高。本书侧重于从预防疾病和饮食治疗的角度介绍如何让人不生病、少生病、生小病，让人民健康成为可控、可管理的一项工作。

本书可供关注饮食和自身健康的大众人群参考使用。

图书在版编目（CIP）数据

王延平：悄悄告诉你饮食背后的秘密 / 王延平著.
— 上海：上海科学技术出版社，2020.5
ISBN 978-7-5478-4730-5

Ⅰ.① 王… Ⅱ.① 王… Ⅲ.① 食物养生 Ⅳ.
① R247.1

中国版本图书馆CIP数据核字（2020）第003963号

王延平：悄悄告诉你饮食背后的秘密

王延平　著

上海世纪出版（集团）有限公司
上海科学技术出版社　出版、发行
（上海钦州南路71号　邮政编码200235　www.sstp.cn）
浙江新华印刷技术有限公司印刷
开本　787×1092　1/16　印张　11.5
字数　200千字
2020年5月第1版　2020年5月第1次印刷
ISBN 978-7-5478-4730-5 / R·1984
定价：68.00元

序一

近年来，我国食品工业快速发展，工业总产值以年均10%以上的递增速度持续增长，已经成为国民经济中十分重要的独立产业体系。2018年，国内食品工业规模以上企业实现主营业务收入8.1万亿元，占全国GDP 9%，预计未来10年，中国的食品消费将增长50%。

与此同时，伴随着饮食结构的巨大变迁，慢性病已成为我国城乡居民死亡的主要原因，城市和农村慢性病死亡的比例高达85.3%和79.5%。即使在贫困地区，慢性病的死亡也是不容忽视的，许多贫困县也已达到60%。

2019年7月9日，国务院成立健康中国行动推进委员会，负责统筹推进《健康中国行动（2019—2030年）》组织实施、监测和考核相关工作。《健康中国行动（2019—2030年）》围绕疾病预防和健康促进两大核心，提出将开展15个重大专项行动，促进以治病为中心向以人民健康为中心转变，努力使群众不生病、少生病。

要做好疾病预防和健康促进，必须从饮食和生活方式入手。中华食疗文化源远流长，蕴藏着丰富的典要和瑰宝。从神农尝百草至今，民间流传着很多简单实用的"秘方"。但是传统的食疗文化也存在一定的欠缺，面临传承和推广难的局面。其中最令现代人难以接受的是晦涩难懂和难以求证。西方营养学恰好可以弥补这些不足，他们通过新技术的应用，准确地透析出一些药食同源食物的功效成分，并逐步和传统食疗的功能一一对应起来，这为理解和应用带来了新的便利。

王延平先生编写的《王延平：悄悄告诉你饮食背后的秘密》，把传统食疗与现代营养实现良好的结合，既固守传统精华，又汲取西方之长；既有行业协会的高度，又有长期从事企业一线研发的经验。同时，他在新媒体的运用上，明显技高一筹，既有音频又有视频，这种声色并茂的形式可能更适合快节奏的现代人。

当前，"健康中国"已成为国家战略，健康中国行动计划（2019—2030年）也已紧锣密鼓地开展。到2030年我国向世界卫生组织承诺国民健康素养水平将达到30%，这是一项非常艰巨的任务，需要更多的人参与进来，形成多层次科普和浓厚的全民健康氛围。

孙宝国（中国工程院）院士

2019年12月

序二

近些年来，慢性非传染性疾病在中国的发病率持续上升。《中国居民营养与慢性病状况报告(2015年)》显示，全国18岁及以上成人超重率为30.1%，肥胖率为11.9%；2012年全国18岁及以上成人高血压患病率为25.2%。糖尿病患病率为9.7%，与2002年相比，患病率呈上升趋势。环顾四周，吃出来的肥胖、糖尿病、脂肪肝、痛风等疾病比比皆是。于是乎，各种轻断食减肥、酵素排毒、食疗养生、益生菌调整肠道等等也成为人们茶余饭后谈论的热门话题。

作为健康饮食的倡导者，作者王延平先生所著《王延平：悄悄告诉你饮食背后的秘密》，更像是与你促膝而谈。它从现代营养与传统食疗的不同角度，分四部分探讨疾病与饮食的关系。有减肥者关心的"轻断食"方法，也有我们熟知的"酒""粥""水""馒头"的健康吃法；"日常饮食中的药食同源食材"，介绍了13种常见药食两用的食物，使我们对传统中药的养生食用方法有了进一步的了解和掌握；"日常饮食中的营养元素"，则使我们在熟悉现代营养知识的基础上，对"酵素""肽""益生菌""幽门螺杆菌"等"时髦"名词印象深刻；最后，"日常饮食也可以祛除病痛"，以中西医结合的方式，为读者介绍如何通过改善生活方式和日常饮食调理高血压、糖尿病、脂肪肝、痛风等代谢性疾病，推荐了一些简单、实用的食疗方。全书语言通俗、内容全面，知识信息有来源、有出处，引经据典，值得一读！

裴素萍（北戴河康复疗养中心营养科主任，
2009年、2015年和2019年阅兵部队营养师）

2019年12月

前　言

"明白就里，主动健康"！这是我们出版此书的唯一目的。

现今社会，知识体系过于庞杂，信息量巨大。受商业的影响，某些所谓专家不着边际，毫无底线，搞得人们晕头转向，不知所措。

因此，我们特别希望能够在纷繁芜杂的信息中去伪存真、去粗留精，既汲取古人流传几千年的中医养生智慧，又借鉴西方营养学的精确数据分析，整理出一套较为科学又通俗的现代食疗知识，使大家明白其中的道理。

同时，我们也充分考虑现代人的快节奏生活，力求运用新媒体的力量，结合音频、视频等表现形式，使大家能够更方便地学习，更简单地运用。

此书源于"舌尖上的健康"之系列。"舌尖上的健康"以文字和纪录片的形式，遍寻中国民间传统的食疗方以及分布在全国各地的"药食同源"的食材，为世人展开一幅别样的中华传统食疗文化画卷。

随着人民生活水平的提高，饮食对于人的意义已经远不止是填饱肚子，也不是单纯追求极致的美味口感，而是在此基础上向功能需求过渡了。而功能需求包含两个方面，一个是可以带来身体健康的调养功能，一个是可以带来精神愉悦的文化功能。

人的一生其实也是吃的一生，每天三顿饭，睁开眼就要面临吃。如果我们活到80岁，每个人大概要吃9万顿饭。所以我们必须清楚吃与健康的关系，必须清楚应该怎么吃。

对于人类来说，主动健康也是一种文明更高层次的体现。社会越发展，人们的健康意识越强。社会越发达，人们的健康素养水平越高，这是一个必然的趋势。健康素养水平的高低，主要体现在人们主动健康的意愿和行为上。

明白就里，让我们"知"；主动健康，让我们"行"。知行合一，才能最大限度地保障健康！

王延平

2019年11月

Contents

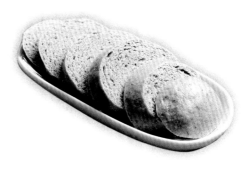

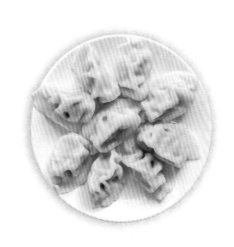

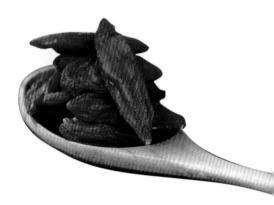

日常饮食中的营养素与菌群

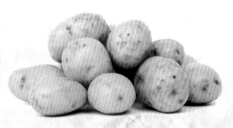

日常饮食也可调理身体

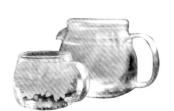

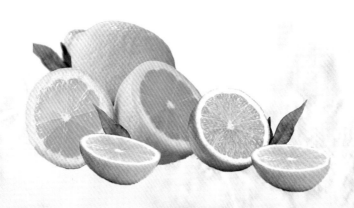

日常饮食背后的秘密

粥为食补佳品

粥在中国历史悠久，有文字记载以来已有4 000多年历史。关于粥的文字，最早见于《周书》："黄帝始烹谷为粥。"粥作为一种传统美食，在中国人心中的地位超过了世界上任何一个民族。

自古以来，粥膳不仅作为北方早晚的主食，也是南方日常膳食中主要的食疗佳品。因此，一谈起养生，人们自然就会想到粥膳。

在中医看来，药补不如食补，食补首推粥补。所以，中医一直十分推崇食粥养生，认为粥膳能祛病疗疾、延年益寿。

传统意义上的粥多由五谷杂粮制作而成，但随着粥膳养生的不断发展，人们在五谷杂粮的基础上，又不断增加了新的粥膳材料，包括蔬菜、水果、肉类、水产品和中草药等。

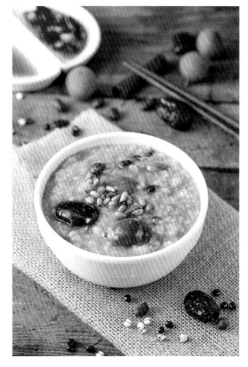

杂粮粥

随着粥膳材料、种类的增加，粥的营养成分也日渐丰富。一般来说，添加了粥膳材料的粥里除富含碳水化合物外，还含有大量的蛋白质、膳食纤维、多种维生素以及钙、铁、磷、锌等矿物质，能很好地满足人体对营养的需求。

粥作为养生的佳品，很适合儿童、老人、体弱多病及脾胃虚弱者食用。古医书《灵枢悬解》中提道："五十岁，肝气始衰……六十岁，心气始衰……七十岁，脾气虚……八十岁，肺气衰……九十岁，肾气焦……百岁，五脏皆虚……"

由此看来，随着年龄的增长，各个器官会逐渐老化，身体功能也随之衰弱，尤其是到了老年阶段，健康状况日趋下降，新陈代谢减缓，抵抗力下降，胃肠消化功能也逐渐减弱，因此老年人不能很好地吸收、利用食物中的营养成分。此时，只要能够恰当地运用粥膳，就能在一定程度上起到滋补身体、增强体质、预防疾病的功效。

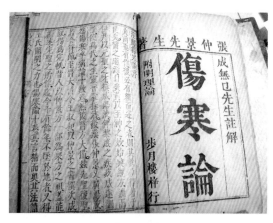

《伤寒论》

总而言之，粥膳作为一种温和调理的传统饮食，承袭了中医的养生理念，使人们在进食中实现了养生与保健，达到增强体质、养生保健、延年益寿、美容养颜的目的。

我们都知道，疾病重在预防，如果能合理科学地借助粥膳养生，就能达到预防疾病的目的。粥膳由于选材不同，相应的功效也会有所区别。比如，常食菠菜粥、菊花粥可以养肝护肝；常吃绿豆粥可清热解暑；常吃小米粥可以安神助眠；常吃山药红枣粥可以养肾补气等。总之，把粥当成日常饮食，在一定程度上，可起到长期防病的作用。

粥膳不仅能预防疾病，还能配合药物帮助改善某些病症。比如，咳喘、水肿、感冒、便秘、腹泻、产后缺乳等病症都能通过粥膳食疗的方法来调理。

以粥调理病在中医学中由来已久，"医圣"张仲景就深谙此法。他在《伤寒论》中谈到用粥的条文就有34条之多。我们学习这些用粥的经验，运用于临床中，对提高方药的疗效、降低副作用有重要意义。具体来说，利用养生粥调理病的主要目的有以下几种。

在服药后食粥以助药力

这主要是为了帮助中药药力更好地发挥。如用于发表解肌、调和营卫的桂枝汤，《伤寒论》中说："服已须臾，啜热稀粥一升余，以助药力。"也就是说，服桂枝汤一段时间后，再食热粥一升，便可使谷气得充，汗源得以滋养，使病邪得以微汗而解。如果不食粥，则会使疗效大打折扣。

用粥解除药物的副作用

《伤寒论》说："（服三物白散后）利过不止，进冷粥一杯。"三物白散为温下之剂，主药巴豆辛温有大毒，为药力峻猛之热性泻下药，治疗中如服药后"利太过"则会伤脾胃。此时赶紧服用冷粥以解药力即可止利，可以很好地缓解药物的副作用。

扶养正气

十枣汤为逐水峻剂，此方最易耗伤正气。《伤寒论》中说，在服十枣汤"得快下利后"用糜粥自养。借糜粥"易于消化及和中补虚"之功，以使正气尽快恢复。

《伤寒论》中关于粥的妙用真是数不胜数，因用粥的意义不同，所以在用粥的方法上也有区别。用粥有冷热之分，用粥还有先后之不同。

更多精彩内容
请扫码收听

粥怎样喝才健康

养生粥种类繁多，但不管是清粥、咸粥，还是蔬菜粥、海鲜粥，大家都要因时、因人、因症来喝粥。这样，才能让粥更好地发挥其食疗功效，体现其营养价值。

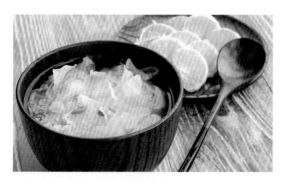

莲子百合粥

如今，我们的养生粥类比古人更多，粥在食疗中的应用也会越来越广泛，但大家不能乱用，还是要遵循一定的原则。食物、药物各具性味，配佐以达酸碱中和，调理脏腑，得以治病防疾。辨证论治是应用养生粥膳的重要原则。我们了解了粥的重要性和喝粥的好处，那么粥怎么喝才最健康？

首先，我们要先爱上喝粥，把喝粥变成一种习惯。我们国家南北差异很大，北方早晚都喝粥，但是粥类比较单一；南方则喜欢晚上"搞个七碗八碟"，享受一天中最丰盛的晚餐。我们且不论谁的生活品质更高，哪怕吃的是山珍海味，晚上多吃肯定是不好的。在这一点上，我们不用再探讨。如果晚上不加班的话，喝粥便是很好的选择。

其次，在粥膳的选择上必须运用辨证的方法和论治原则，选食配膳，根据病情，才能获得预期的效果。古人治病的原则是"寒者热之、热者寒之、虚则补之、实则泻之"。意思就是说，寒性疾病，应该用一些具有温热作用的食物来治疗，热性疾病则要食用寒凉属性的食物来治疗。虚证需要吃一些补益的食物来补虚损，实证则需要食用一些具有攻泻作用的食物来治疗。

比如患了风寒感冒，就应该喝温热的生姜粥来祛风寒。血虚者需要喝具有补血作用的粥。夏天遇到温热疫毒，则可选用绿豆粥等；冬季出现寒证的病，可选用当归生姜羊肉粥等。粥膳食疗，贵在对症治疗。除了需要了解自己属于寒或热、虚或实、湿或燥类的何种体质外，还需掌握各种粥膳的性味功能，否则无法达到想要的效果。

其三，煮粥以"杂和多"为宜。用料要杂，品种要多。在熬粥的时候，除了要用主料米之外，还需要添加其他的一些原料，比如粗杂粮、水果、海鲜、肉类、坚果、菌菇类、中草药等。另外，有些粥也可以加入一些冰糖或蜂蜜等来调味。主张要少喝单一的粥，多喝复杂的粥，也就是添加原料较多的粥。因为食物的种类多了，粥中的营养成分才全面，这样我们就能摄取种类更多的营养物质，来满足身体的需要，防止因为一些营养素缺乏而导致的疾病。当然，北方还有一些小米粥、玉米糊糊、面疙瘩粥、黑米粥、八宝粥等，也是不错的，都可以变着花样吃。

其四，要依据自己的体质而定。按照中医理论，人的体质大体可以分为三种，即平和体质、热性体质、寒性体质。详细的分类法还有分九种的，待我们单独探讨体质时再细说。其中，平和体质是比较正常的，体质上没有虚、实、寒、热方面的偏颇；平和体质以平补为佳，实性体质以清散为主，虚性体质以补益为主。

1. 平和体质的人适宜吃平性食物熬煮的粥

比如：大米、小麦、胡萝卜、木耳、鸽肉、猪肉、苹果等。

2. 热性体质的人适宜吃寒凉食物熬煮的粥

比如：绿豆、薏苡仁、豆腐、芹菜、菠菜、苦瓜、螃蟹等。热性体质的人平时容易上火，经常出现口腔溃疡、口苦等。如果上火还咳黄痰，咽喉也有些疼痛，那么他就是肺火较盛，可以在寒凉食物中选择清泻肺火的，如鱼腥草、百合等添加到粥中。

3. 寒性体质的人适宜吃热性食物熬煮的粥

寒性体质的人一般面色苍白、怕冷、四肢发凉、大便稀、夜尿频多，适宜将大麦、糯米、韭菜、大葱、辣椒、羊肉、牛肉、石榴、荔枝、樱桃等食物入粥食用。

一般来说，具有辛辣刺激性的食物或飞禽走兽类，或含脂肪较多的高热量食物，多数是温热性食物，这些食物经消化吸收后，能明显增强人体的新陈代谢。其实人的体质也不是一成不变的，生活方式和饮食习惯常常可以改变一个人的体质。但是我们应该向健康的方向去改变。

此外，还要遵循自然的时令。中医认为，人和自然是统一的，人体要顺应自然才不会生病。比如春是万物复苏的季节，也是肝病频发的季节。因此春季应以养肝、护肝为主；夏季因暑热可致种种热性病，出现身热、气短、头昏头痛等症状，因此要补中益气、健脾和胃；秋季养生保健必须遵循"养收"的原则，饮食保健当以润燥益气为主，宜喝有润燥功效的粥；冬季则要喝有增强体质功效的粥，可以补虚损、润五脏。不同的季节、不同的病症，对应喝不同的粥。

对于一天中什么时候喝粥，其实也没有固定的时间，不一定非要固定在某一餐。只要想喝一日三餐均可食用，不过，最佳的喝粥时间还是早晨。因为早晨常会出现胃口不好、食欲不佳的情况。此时若服食一些清粥小菜，能生津利肠、滋润胃气、启动脾运、利于消化。

值得注意的是，早上喝粥要喝温热的粥，不要喝凉粥或者冰粥。因为早上正是人体阳气生发的时候，喝一些温热的粥，有助于阳气的生发。并且有利于胃气的生成，可以起到养胃的作用。而温度低的冰粥则会阻碍阳气的生发，对人体健康不利。

更多精彩内容
请扫码收听

现在城市白领也有很多喜欢中午喝粥的，尤其是夏季胃口不佳的情况下很多人选用喝粥来调节胃口。我们前面建议大家晚上喝粥，是为了让大家晚上不要吃得太多，不要增加肠胃的负担。

总之，粥是适应性最广的一种健康膳食，也是中华民族一种优良的饮食传统。很多营养学家在对比全球饮食的优劣中，都以首推我们的粥膳为最好。我们鼓励全民喝粥，养成喝粥的习惯。我们也提醒大家喝粥要"因人、因病、因体质、因时"而选用粥膳，真正达到健康养生、延年益寿的良好效果。

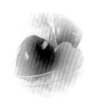 ## 你会喝水吗

我们在调查中发现，很多人不知道水还是一类营养素。可见大家对水多么"视而不见"！

水是生命之源，是一切生物生存的必要条件。人体的70％是由水分构成的。有了水，营养才能得以输送、食物得以消化、废物得以排泄、体液得以循环，人体的各项功能在水的帮助下得以顺利运行。没有水，一切营养素代谢都无法进行。

因为水相对容易获得，人类常常忽视他的重要性。但是我们知道，"人可以一日不食，不可一日不饮"。人一旦脱水，就会造成便秘、皮肤干燥、疲劳、头痛、尿路感染、关节僵硬等各种病症。为保证正常的生理代谢，一个人每天必须饮用足量的水。

那么，每天该喝多少水，喝哪种水，什么时候喝水为好呢？我们来探个究竟。

第一个问题，每天应该喝多少水？

综合多方面专家的意见，我们一天一般要摄入的水大概是2 000毫升，也有人

以"杯"来形容，即300毫升的杯子，每天喝6～8杯。对于饮水量我们要有一个基本的概念，而不是等感到渴了才想起喝水。

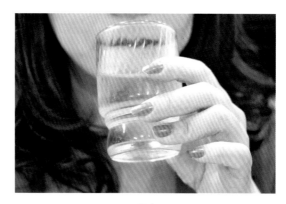
喝水

第二个问题，市场上各种水五花八门、琳琅满目，什么"纯净水、矿泉水、白开水、苏打水"等，究竟该喝哪种水？我们来了解一下几种水的特点。

第一种是纯净水

纯净水是以自来水或地下水为原料，通过离子交换、反渗透膜过滤等工艺制成。它的特点是水的硬度比较低，呈弱酸性。同时，一些有毒的物质和有益元素，比如一些矿物质几乎不存在了。如果单就遗传毒性而言，纯净水较其他饮用水安全。但长期只饮用纯净水，并且饮食中也缺乏相应的矿物元素，便会造成矿物质摄入不足。

第二种是矿泉水

矿泉水有两种，一是人工添加矿物质元素的矿泉水，一是天然矿泉水。人工的就是以生活饮用水或纯净水加一些矿物质，天然的是来自地下深部循环的地下水。

天然矿泉水在长时间的径流途中，充分溶解了地下岩层中对人体健康十分有益的微量元素。它的形成是一种纯天然的地质作用过程，是长期的自然地质作用过程，这是其他饮品无法具有的特点，也是独一无二的。天然矿泉水也是我们补充矿物质的一个很好、很便捷的方法。但是注意矿物质含量高的水硬度较大，不太适合婴幼儿饮用。

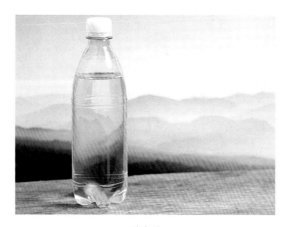
矿泉水

第三种是白开水

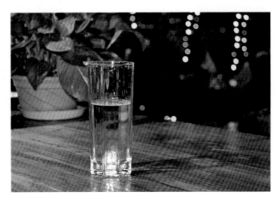

白开水

最近我们在市场上也看到有白开水的包装水开始出现，这代表白开水已经走出家庭和饭店，成为一种方便饮品。

白开水有什么亮点呢？美国科学家研究发现：烧开的自来水冷却到25～30℃时，氯含量最少，水的表面张力、密度、黏滞度等理化特性都会发生变化，水的生物活性也有所增加，容易透过细胞膜，能促进机体新陈代谢，增强免疫功能，提高机体抗病能力。

习惯喝白开水的人，体内脱氢酶活性高，肌肉内乳酸堆积少，不容易产生疲劳。从科学角度讲，白开水是最符合人体需要的饮用水，具有以下优点：一是自来水煮沸后，既洁净、无微生物污染，又能使过高硬度的水质得到改善，还能保持原水中某些矿物质不受损失；二是制取简单，经济实惠，用之方便。

第四种是苏打水

这几年，苏打水在市面上已经非常流行。由于苏打水有弱碱性的特点，在一些生活场景中，喝苏打水已成为一种时尚。比如说酒吧、餐厅等，一定程度上也反映了人们对健康的一种追求。

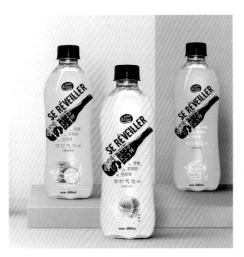

苏打水

苏打水也分两种，一种是天然苏打水，一种是人工合成苏打水。天然苏打水除了含碳酸氢钠外，还含有多种微量元素。

人工合成苏打水是在碳酸氢钠水溶液中添加了少量甜味剂、微量元素的一种饮料产品。

苏打水有助于维持人体酸碱平衡，缓解消化不良、便秘，抗氧化及有助于尿酸排泄等作用。最近在网上有一个视频，说是苏打水对癌症有很大的预防和相关症状改善作用，应该说有一定作用，但是目前还没有足够的临床依据做支撑。

关于饮用水的疑问

第三个问题：了解了不同类别的几种水，什么时间喝？喝水的时间非常讲究，喝得好对身体有益，喝的不是时候反而帮倒忙。目前专家建议的最健康的喝水次数为每天8次，时间如下图。

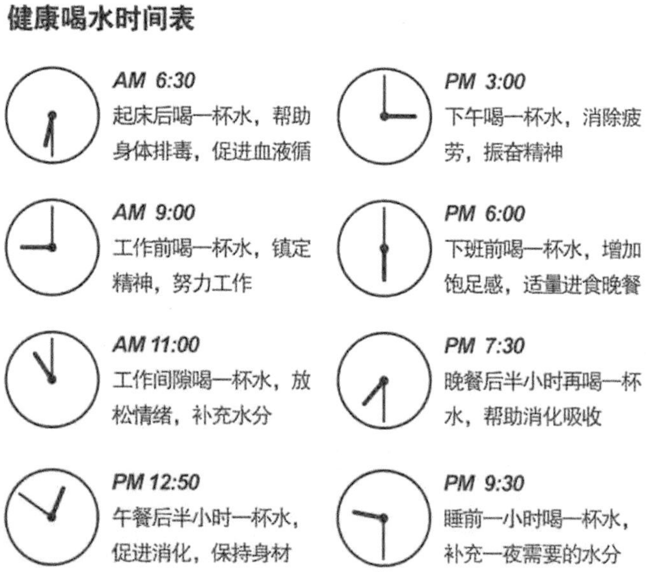

健康喝水时间表

AM 6:30
起床后喝一杯水，帮助身体排毒，促进血液循

AM 9:00
工作前喝一杯水，镇定精神，努力工作

AM 11:00
工作间隙喝一杯水，放松情绪，补充水分

PM 12:50
午餐后半小时一杯水，促进消化，保持身材

PM 3:00
下午喝一杯水，消除疲劳，振奋精神

PM 6:00
下班前喝一杯水，增加饱足感，适量进食晚餐

PM 7:30
晚餐后半小时再喝一杯水，帮助消化吸收

PM 9:30
睡前一小时喝一杯水，补充一夜需要的水分

喝水的时机

当然，我们应该知道，大多数人的生活不可能如此规律。如果不能全部做到，也一定要抓住几个最重要的时点。

一是晨起一杯水，早上不管起得早晚，起来第一件事先喝一杯白开水。我们的身体经过一个晚上，首先是处于一种缺水的状态，急需尽快补水。其次，早上起来喝一杯白开水唤醒我们的器官，冲洗一下我们的胃肠道，稀释一下血液，帮助排出体内毒素，这都是很重要的。

二是下午3～5点，这个时段是膀胱经最旺的时候，此时水液排出体外，津液循环在体内。这是一天最重要的喝水时间，一定要多喝一些。肾脏和膀胱不好的人，最好在这段时间能够喝（500毫升左右的水），有利于泄掉小肠注下的水液及周身的"火气"。

三是睡前要喝杯水，最好在睡前半小时或1小时，尤其是心脑血管不好的人，要在睡前使身体保持有足够的水分，避免血液黏稠带来的风险。如果有起夜的习惯，也可以在起夜的时候适当补充一点水，这时候要注意摄入的水量，一般喝两小口就行了，避免喝多了影响睡眠。

更多精彩内容
请扫码收听

生活中，有些人拿饮料来替代水，这完全是两码事，也是不足取的。饮料含有其他很多营养成分，多数饮料的含糖量都很高。因此喝水还是最健康的做法，喝白开水还是最佳的选择。

喝水也是一种习惯，习惯是可以培养的。祝你养成喝水的好习惯！

什么样的馒头才是好馒头

馒头虽然很普通，但是百吃不厌，在北方，馒头是不可或缺的主食之一，大多数家庭一日三餐要吃两顿馒头，在早餐和晚餐中馒头都是主角。

笔者是北方人，是吃馒头长大的，虽然生活在南方，但是对馒头还是情有独钟的，所以也特别懂得馒头。但是在全国很多地方，很难吃到好的馒头，这是所有爱吃馒头人的痛！不是

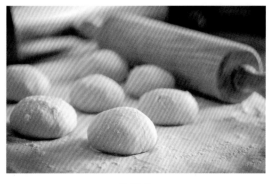

做馒头

说现在市面上的馒头买不到，而是觉得品质不高，也不够健康。

现在市场上馒头最大的问题就是太白太虚了，也许有的人会不以为然，说现在的馒头多好看啊，又白又嫩的，并且也挺好吃的，又松又软的。殊不知这些都是经过加工的"美白馒头"！

首先我们来了解一下正常的馒头是什么颜色的。

馒头的主要原料是小麦面粉，小麦经过多次研磨过筛后，做成了小麦粉，也就是通常说的面粉。我们原来根据小麦的出粉率定有很多规格的面粉，比如说90粉、85粉、70粉，这是按照100斤（50千克）小麦可以出多少斤面粉来定的。比如说90粉，就是100斤小麦可以出90斤面粉，90粉的面粉相对比较黑，因为它把很多麸皮也磨碎在里面，而70粉就比较白，也就是精粉，因为100斤的小麦只能出70斤的面粉，麸皮去除的比较干净。现在市场上大多数都是精粉，也叫富强粉。

我们就拿这种富强粉来蒸馒头，蒸出来也是呈淡黄色，是微微发黄的。那不言而喻，目前市场雪白的馒头一定是添加了增白剂，否则不可能那么白。

我曾经在一些菜市场做过一些调查，我问他们为什么要把馒头蒸得这么白，自然的颜色不是也不难看吗？商家的回答几乎是一致的，不白不好卖啊，越白大家越喜欢。这就是典型的"劣币驱逐良币"，"美白馒头"大行其道，真正好的馒头反而不好生存，卖得不好！

按照营养学的要求，应该鼓励大家吃全麦的食品，也就是尽量保持小麦的完整性，退一步说也要吃比较粗的面粉。而实际上，现在大家吃的面粉已经够白了，已经过于精细化，并不是最健康的面粉。但是一些商家还嫌卖相不够好，进一步添加增白剂使其变得更白。

据了解，馒头中是允许微量添加增白剂的，少量的增白剂对身体没有什么伤害。但是现实中很多商贩过量使用，而这也不太容易被检出。如果食用增白剂过量的馒头，会增加患结石病概率，长期食用对肝脏功能损害很大。此外增白剂还会破坏面粉中的胡萝卜素等营养物质，馒头的营养价值将大大降低。长此以往，会提高患其他疾病的概率。

通过以上的了解，我想大家对馒头的好坏有一个初步的认识，但是具体怎么来辨别呢？

一是要学会观其色：有时候颜值

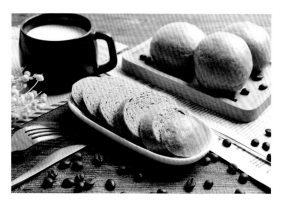

馒头

高不是好事，真正的老面馒头，会白中微黄，而添加了泡打粉、增白剂等添加剂的馒头，颜色则会发白，而且个头也比较大。

二是尝其味：老面馒头还会有一股淡淡的面香味，而使用添加剂的馒头，吃到口里会有发糕或面包的感觉。喜欢吃面食类的人都知道，除了费劲的手工揉面外，让面皮好吃的灵魂所在就是"老面"。说穿了，就是利用天然酵母来进行发酵的自然发酵法。

通常在制作面食时，老师傅都会留下一块发好的生面团，隔天再拿来继续跟新

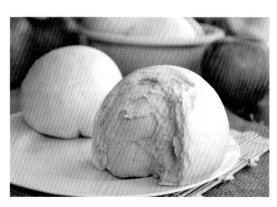

老面馒头

材料搅揉。被留下当成发酵种子的面团就是"老面"。而掺了化工原料添加剂的馒头颜色是纯白色的，并且有气泡体积大，但很轻。用老面发酵可以增加面食的韧劲与嚼劲，并让面食的麦香味和质感更加细致可口。而老面的酸度，可以帮助调整面团的pH和稳定度，延长保鲜期限。

三是看其形：面粉的弹性和延展性的关键，是面粉之中的蛋白质，所谓低筋、中筋、高筋等"筋度"就是依照蛋白质的含量而区分。

没问题的馒头：捏在手里不会干瘪，即使捏扁了，松手后也会很快还原。掰开可以看到蜂窝较大，而加酵母粉的馒头蜂窝小，更有嚼头。买回来后在室温下放隔夜，会出现外皮变硬、出现龟裂状。

而有问题的馒头：买回来后在室温下放隔夜，第二天不会变硬，这都是添加剂发挥的作用！

其实放眼全国市场的馒头，我的内心有种说不出的感觉。这只是一个馒头，但是它反映的是这个社会。就像一位经济学家所说的，我们这个社会病了。大家都处在一种浮躁的状态，一切追求快，大多数人只看表象，而不关注产品的本质。"美白馒头"虽然是黑心人做的，但是如果没人买，他们怎么生存。

馒头是咱们日常生活中高频消费的产品，一定要了解馒头，吃好的馒头，不要被一些无谓的卖相所迷惑，时刻维护我们的健康。

更多精彩内容
请扫码收听

姜之食疗妙用

姜是我们生活当中极为常见的一种调味品，在我国大部分地区都有种植，其中以山东省种植面积和产量最大，其他如云南、河南、四川等地都有种植，品种略有不同。

生姜味辛、性微温，入脾、胃、肺经。具有发汗解表、温中止呕、温肺止咳、解毒的功效。主治外感风寒、胃寒呕吐、风寒咳嗽、腹痛腹泻等病症。还有醒胃开脾、增进食欲的作用。

生姜中含有辛辣和芳香的成分，含有姜油酮、姜辣素、淀粉和纤维，姜辣素对口腔和胃黏膜有刺激作用，能促进消化液分泌，增进食欲，可使肠张力、节律和蠕动增加。姜油酮对呼吸和血管运动中枢有兴奋作用，能促进血液循环。

中医认为，姜是助阳之品，自古以来中医就有"男子不可百日无姜"之说。现代临床药理学研究发现，姜具有加快人体新陈代谢、抗炎镇痛、同时兴奋人体多个系统的功能，还能调节男性前列腺的功能，治疗中老年男性前列腺疾病以及性功能障碍，因此，姜常被用于男性保健。

产后女子坐月子也常常以姜醋佐膳，生姜或佐以猪脚、鸡蛋、猪肠加乌醋盐糖煲，或切成姜茸佐鸡蛋糖醋蒸，皆取其药效，适宜于产妇体质复原，也有利于喂养婴孩者。

姜虽然普通，但可以治百病，对人体的好处不胜枚举。民间在生活食疗的实践中，总结出了许多用生姜治病的验方，我们不妨撷取一二来试试。

姜的十二种食疗功效如下。

治胃病　胃寒和消化不良的人，可以经常含服鲜姜片，刺激胃液分泌，促进消化。鲜姜滋润而不伤阴，每日切四五薄片鲜生姜，早上起来喝一杯温开水后将姜片放在嘴里慢慢咀嚼，让生姜的气味在口腔内散发，扩散到肠胃内和鼻孔外。

如果有胃酸、胃胀、胃痛发作的人可空腹吃几片醋泡姜。

治伤风咳嗽、虚寒久咳　感冒初起或症状还比较轻的时候，用生姜6克，葱白5根，红糖适量，煎汤热服效果很好；感冒导致浑身发困时用生姜6克，葱白2根，大枣4枚，煎汤服用；感冒发烧、口渴而表未解的用生姜5克，葱白1根，绿豆15克，萝卜30克，大枣4枚，煎水服用，每日3次，开水冲服。

治呕吐不止　用生姜榨汁1汤匙，蜂蜜2汤匙，加开水3汤匙调匀，煮沸后一次服下，可快速抑制呕吐。

治晕车晕船　用生姜1片贴于肚脐，外贴1张伤湿止痛膏，有明显的缓解作用。

治中暑昏厥　用生姜、韭菜各适量，大蒜1头，共捣烂取汁灌服。

治急性菌痢、腹泻　用生姜25克，红糖50克，捣成糊状，一日3次分服，连服数日；或者用鲜姜10克切成碎丝，调和鲜鸡蛋3只，炒熟食用，食后喝红糖水350～400毫升，每日1次；或用生姜、茶叶各9克，水500毫升煎服。

治产后疼痛　用生姜、当归各150克，羊肉1000克，加水适量炖汤，分次服下可缓解腹痛。产妇还可以试用姜片水煮后用水洗头洗澡，甚至洗脸洗手，因为姜片可以驱寒，用姜水煮后用水进行洗浴，可以防风湿和偏头痛。

治冻疮、冻伤　生姜适量捣烂，泡在适量的高度白酒中，取汁液加温擦拭患处，每日3次。

手脚冰凉　用生姜切片和大枣煮水喝，可促进气血的流通，改善手脚冰凉的症状。

宫冷不孕　用生姜500克，红糖500克，将生姜打碎成泥，混入红糖，蒸1小时，在月经期开始服用，每次1匙加200毫升热开水，每日3次，连服1个月可起效。

手、足癣　用生姜汁250毫升，白酒500毫升，将生姜汁倒入酒中泡3日后用，每日2次早晚擦手部患处；生姜100克切片，食盐50克，加水500毫升放锅中煮沸，倒入盆中加水1000毫升，每日2次早晚泡脚30分钟，一般3～7次可治愈。

去头屑、防脱发　用生姜切片，放入锅里煮沸，待水温不烫的时候倒上适量的醋，再用来洗头发即可。醋有杀菌消毒的作用，而姜对马拉色菌有较强的杀灭功效，还能扩张头皮下的血管。

用热姜水洗头，其中的姜辣素、姜烯油等成分，可以促进头皮新陈代谢，活化毛囊组织，有效防脱发、促生发。

以上种种只是列举了一小部分可以治疗的疾病，姜最大的功效就是扶阳气，人体阳气足了，好多病自然就消了。因此，大家一定要用好这个既便宜、又有效的好东西。

但是，需要注意的是，一般可以选择早上吃，晚上尽量少吃。民间也有"上床萝卜下床姜"一说，说明姜可吃，但不可多吃。特别是秋天，最好少吃，因为秋天气候干燥、燥气伤肺，加上再吃辛辣的生姜，更容易伤害肺部，加剧人体失水、干燥。古代医书中也有"一年之内，秋不食姜；一日之内，夜不食姜"之说。

水果怎么吃才健康

水果怎么吃才健康？这是我2017年在央视一套《生活圈》栏目讲过的一个话题。当时央视《生活圈》确定这个话题后，随后在社区做了很多调查。调查结果确实挺令人惊诧，原本以为吃水果是一件很普通的事，水果的消费也不会有什么问题，但是却发现并不尽然。有很大一部分人不爱吃水果或基本不吃，有的经常吃却在胡吃，还有人反映吃水果反而让自己不舒服，吃出了毛病。水果到底应该怎么吃？吃什么水果？吃多少为好？还是值得去探究一下的。

我们回顾一下《黄帝内经》所讲的"五果为助"，虽然五果也包含干果，但是也都是归为一类的。"五果为助"说明五果的作用是辅助的作用，是以补充维生素和矿物质为目的，从而解决身体新陈代谢的问题。明确这个定位之后就好办了。

首先，不能做的事，就是把水果当饭吃。也就是不能把水果当主食，替代我们的正餐。

其次，要因人而异。人是有明显的个体差异的，比如有的人胃口特别好，消化能力强，还比较怕热。这种人吃水果会比较好，可以减少内热。

可见，吃什么水果，能否多吃，关键要了解自己属于什么样的体质。

怎么了解自己的体质呢？粗略地分人的体质有两种，一种是寒性体质，一种是热性体质。通常情况下，体质偏寒的人的特点是：面色发白，很少口渴，也不喜欢接触凉的东西，多数时间手脚冰凉。这种人就很忌讳吃寒性的水果，而水果大多数都是偏寒的，也就是寒性体质的人总体是不太适合吃水果的，尤其不能吃寒性的水果。那么他可选择的范围就很小了，比如说只能吃诸如荔枝、桂圆、橘子、樱桃等偏热的水果。

相反，热性体质的人则表现为：面色发红，经常会口干舌燥，便秘的情况比较多。那么可选择的水果就会很多，你会看到有的人冬天也想吃西瓜，因为他体内是燥热的，西瓜、梨、香蕉、柚子等这些寒性的水果他都不怕。

而对于一些体质特征不明显的，或者在没有太多选择的情况下，我们也可以选择相对比较中性的，比如"苹果、葡萄、菠萝、石榴"等，大多数人都可以食用。

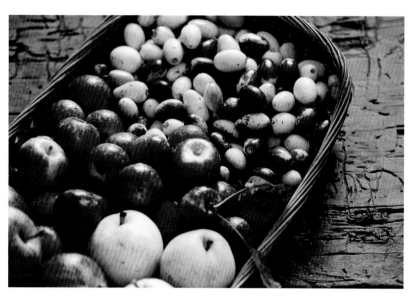

水果

第三，要因时而异。水果原本是分季节的，吃水果也要讲究时令。夏天炎热，大自然就赐予我们西瓜来消暑；秋天气燥，大自然赐给我们柿子和雪梨来润燥；可是目前市面上的很多水果都不是当季时令的，西瓜一年四季都在卖，雪梨一年四季都在卖……

理论上我们是鼓励吃时令水果，不要贪恋那么多五颜六色、秀色可餐的水果。但是另一方面从现实来看，要控制量，水果毕竟多为生冷之物，摄入过量易使脾胃受损。

第四，要因地而异。现在市面上的水果，大多不是当地的。"一骑红尘妃子笑，无人知是荔枝来"。原来只有得万千宠爱于一身的杨贵妃才能享受的，咱们现在大众都可以实现了。物流的高度发达使南北的水果已经没有了不可逾越的界限，大多数水果在大多数时间都可以吃得到。

但是，我们不要忘了，"一方水土养一方人"，一个地方的水果，是与当地的气候与环境相对应的，只是适宜当地人的。吃异地水果，很容易伤身。比如海南产火龙果，因为海南热啊，吃偏寒的火龙果就很爽，但若湖南人吃火龙果，就可能会寒胃。

我们现代人的饮食，不自觉地会吃冰饮冷，加之压力劳累等诸多因素，

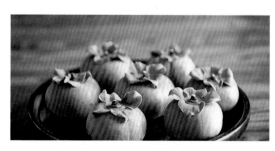

柿子

体质普遍偏寒者居多。水果吃多了，最容易影响的就是脾胃。

脾胃为后天之本，人体的发动机，其功能不好，饮食不吸收运化，哪来的气血和功能抗病？这一点是很容易被人忽略的，很多人只知道吃水果好却不知其有害的一面。

我们说某一样食物有没有营养，前提应该是它能被脾胃顺利消化吸收。冰冷的水果进入腹中，我们还没来得及吸收水果的营养，水果却先耗了我们的阳气和气血。

对于阳气足的年轻人来说，吃水果时被耗阳的感觉可能还不太明显。对于患者和体弱的中老年人来说，就很敏感了。他们常常水果一下肚，就感觉腹部冰凉甚至疼痛。

中医讲，胃喜燥而恶寒，一般喜欢温热的食物。胃最怕的是刺激性的食物，冰冷、烟酒都是此类。当然，不排除有些水果也有开胃的作用，我们有些地区餐前就有吃开胃水果的习惯。

《本草纲目》记载，葡萄、山楂、草莓、橘子、无花果等也有健胃消食的作用。栗子、荸荠、木瓜可以厚肠胃，对胃有一定的养护作用。那么从现代营养学来看，维生素C也有养胃的作用，因此也可以多吃一些富含维生素C的水果，比如樱桃、猕猴桃、橙子、苹果等。

中医认为，食物有四气，也叫四性，分别是寒、凉、温、热四种性质。人体也对应有寒性体质和热性体质，人生活在自然环境中，要顺时而为、因地制宜、因人而异。所以说在选择水果和食物时，要因人、因时、因地制宜，考虑到这三个因素。

中医还认为"胃以喜为补"。有时候"跟着感觉走"也有一定的道理。就是吃下去感觉舒服的食物，通常情况下就是人体所需要的，一般对人体有好处。反之，不喜欢的如硬要去吃，由于身体的排斥也会影响吸收。当然吃任何东西都要有度，过犹不及。再好吃、再舒服也不能过量食用，否则就会适得其反。

更多精彩内容
请扫码收听

如果没有根据自己的体质尽可能选择时令水果和就地取材，就应该主动调整。毕竟吃水果是为了让我们更健康！

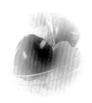

酒为百药之长

　　酒的文字记载最早见于商代，甲骨文里就有"酒"字。商纣王当时建"酒池肉林"，说明那时候饮酒已成为上层社会的时尚。但是根据考证，古代喝的酒应该都是低度酒，类似酒酿或米酒，所以古人都是大碗喝酒。我们都知道，武松上景阳岗前连喝了18碗酒，如果不是低度酒早就人事不省了。

　　酒在全世界算是一个绝对刚需的产品了，无论是欧美发达国家，还是发展中的非洲大陆，无不充斥着浓厚的酒文化，我们中国就更不用说了。美国是第一"耗酒大国"，人均每年酒精消费量达4.5升。我们国家也不落后，目前白酒消费人群超过3.5亿，20～50岁男性有饮酒经历的约占51%，女性约35%。2010年最高峰时中国的白酒销量突破1 000万吨。啤酒产量达490亿升，占全球的1/4，成为世界第一啤酒大国。虽然各国对酒类的喜好不同，但是总的来说，人类已经离不开酒了。

　　在现实生活中，由于酒有一定的成瘾性以及饮酒者的丑态百出，人们对酒还是抱有一种比较负面的态度。而今天我们来看看酒的另一面，也就是喝酒有哪些好处？

　　古代医书记载"酒能够祛百邪"，既可作饮料和调料，又有活血养气、暖胃

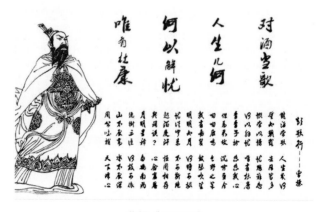

曹操《短歌行》

驱寒之功。中国自古有"医源于酒"之说，繁体"醫"字下半部的"酉"字，在古汉语中就代表酒。《本草纲目》说烧酒"能消冷积寒气，燥痰湿，开郁结，止水泄……杀虫辟障，利小便，坚大便"。少饮则和血行气，壮神御寒，消愁遣兴。

曹操在《短歌行》中曾说："何以解忧？唯有杜康。"适量饮酒不仅可以减少精神压力，振奋精神，增强情感，缓和忧虑和紧张，还能降低患阿尔茨海默病的危险。美国医师健康研究机构随访了22071名男性医师，发现适量饮酒者脑卒中发病率低约21%。

以上所说的不局限于白酒，还有黄酒、葡萄酒和啤酒。黄酒比白酒的历史还要长，也是一种营养酒。黄酒富含氨基酸和低分子糖，还含有机酸、酯类、高级醇与维生素，营养十分丰富，被誉为"液体蛋糕"。浙江义乌是倡导"倒仓法"的中医大师朱丹溪的故乡，"丹溪酒"是用红曲米酿造的黄酒，富含天然降脂成分洛伐他汀、天然降压成分γ氨基丁酸。常喝红曲酒能使人耳聪目明，据说历史上寿命最长的皇帝乾隆就经常饮用红曲酒。

朱丹溪在《本草衍义补遗》中称："红曲，活血消食，健脾暖胃，治赤白痢、下水谷、陈久者良。酿酒破血行药势，杀山岚瘴气、治打扑伤损，治女人血气痛及产后恶血不尽等。"

至于"葡萄酒"，那是国际公认的六种保健饮品之一。1989年世界卫生组织的"MONICA计划"对心血管病的流行病学调查，发现法国人奶油和肉类摄取量也很大，但冠心病发病率和病死率却低于其他国家，35～64岁的法国男性居民冠心病的病死率仅为英国的1/2，美国的1/4。饮用葡萄酒的居民心血管病病死率，也比不饮酒者低49%。中医文献有关葡萄酒滋补养颜、强身益寿的记载很多，《本草纲目》称葡萄酒可"暖腰肾，驻颜色，耐寒"，《饮膳服食谱》认为葡萄酒"运气行滞，使百脉流畅"。

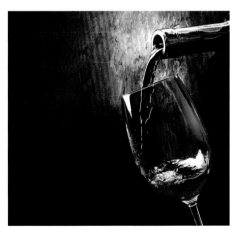

葡萄酒

葡萄酒富含多酚、白藜芦醇，有抑制血小板凝集及抗癌的功效，白藜芦醇还有抗菌作用。美国《科学》杂志曾发表论文指出，在癌症发生的起始、启动和发展三个阶段，白藜芦醇都显示有抗癌活性。红葡萄酒白藜芦醇含量为4～6毫克/升、鞣酸（单宁）1000毫克/升。白葡萄酒因去皮、去籽后才发酵，所以白藜芦醇含量仅1～2毫克/升、鞣酸（单宁）约300毫克/升。

第四种主流消费的是啤酒，啤酒因为酒精度数较低，一般作为饮品来喝。啤酒也有"液体面包"之说，是因为它含有丰富的氨基酸、维生素B和钾、钙、镁等营养成分。但是啤酒是偏凉性的，寒性体质的人不宜饮用。我们古书上讲的祛寒、祛邪都与啤酒无关。

听了刚才谈的各种酒的好处，我们应该对酒有点刮目相看了吧。但是可别忘了，这些都是基于一种前提：就是适量！

更多精彩内容
请扫码收听

"物无美恶，过则为灾"。《食货志》称"酒为百药之长，饮必适量"，李时珍指出："过饮败胃伤胆，丧心损寿，甚则黑肠腐胃而死。"唐代名医孙思邈称："久饮酒者烂肠胃，清髓蒸筋，伤神损寿。"

喝酒时要掌握好度，古人说"酒要微醉，花要半开"是很有道理的。这不仅是一种有益健康的做法，也是一种人生境界。

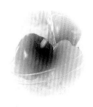

喝酒会不会发胖

喝酒和发胖到底有没有关系？众所周知，酒的主要成分是乙醇（酒精），热量较高。按照能量守恒的原理，喝进去这么多酒，这些热量会不会沉积在体内，很多人都会有这样的疑问。但是生活中我们也看到一些人，经常喝酒但并不胖，这其中到底是什么缘故呢？

通常来讲，常喝酒的人的确容易发胖，但导致发胖的不是酒精本身。而是在喝酒的同时，人的胃口往往比平时更好，摄入了过多大鱼大肉等一些高热量的食物，导致热量总摄入超标。

酒精进入人体后经口腔、食管、胃、肠等器官直接通过生物膜进入血液循环，胃和肠道吸收的酒精经血液循环进入肝脏，有90%～95%的酒精在肝脏代谢，其余的在肾脏、肌肉及其他组织器官中代谢，仅有2%～10%的酒精通过肾脏、肺和汗液等以原形排出体外。酒的度数越高，酒精含量越多。酒精在体内可以代谢成水、二氧化碳以及热量。

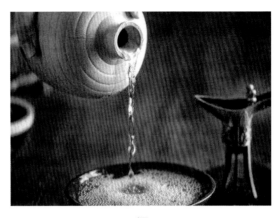

酒

在这一过程中，酒精既不能转化成脂肪，也不能转化为糖或糖原等任何可以使体重增加的物质。而且，酒精总是优先被代谢，其本身也无法在体内储存。

首先，根据营养成分分析，每100毫升白酒的热量为200～300千卡（1千卡≈4.186千焦），葡萄酒和黄酒为60～80千卡，啤酒为30～50千卡。对于一个成年人，我们每天应该摄入

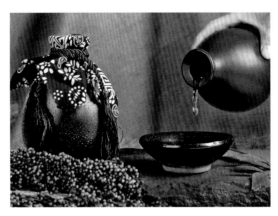

倒酒

的热量为1800～2000千卡。也就是说在控制饮食的情况下，一个成年人一天小酌几杯白酒和少量的葡萄酒也是没有什么问题的。

第二，喝酒会引起肥胖主要与酒精引起的脂肪肝有关。实验证明，常饮酒容易诱发酒精性脂肪肝，酒精摄入后要经肝脏代谢，酒精影响酶类的活性，间接引起三酰甘油增多，脂肪转化增加；饮酒越多脂肪酸越容易堆积，导致发生酒精性脂肪肝，常饮酒的人脂肪肝患病率为30%～50%，健康人每天持续饮酒超过100毫升以上，脂肪肝发生率会上升5～25倍。脂肪肝进一步加重了肝脏对热量转化的障碍，使大量皮下脂肪堆积引起肥胖。

第三，酒精还有一个"花招"，就是在一定时间内，让我们的身体暂时忘记了代谢脂肪这回事！

酒精进入消化系统之后变成乙酸，这是一种热效率非常高的热量分子，它不能被储存，却极易被身体吸收利用。一旦身体里面出现了乙酸，身体会将其作为主要

的热量来源迅速消化掉，所以就没脂肪什么事了。也就是说一个人在喝酒之后，脂肪的代谢率就会立即直线下降。之所以你的啤酒肚会肆无忌惮地生长，主要是因为酒精代替了脂肪成为燃料，体内原有的脂肪被雪藏起来了。

更多精彩内容
请扫码收听

说到这里，我们应该明白了，酒精本身不会转化为脂肪和糖原堆积在体内，貌似不会导致发胖。但是实际上酒精在很多方面可以间接地影响脂肪的吸收，在控制体重方面肯定没有发挥好的作用。说到底，喝酒和很多事物一样，都是适度为美。还是要严格控制饮酒量，如果能够按照酒精含量，每次饮酒量控制在我们体重的千分之一以内，那么既可以帮助我们养生，也不用担心发胖。

人体是怎样解酒的，饮多少酒是安全的

各种酒类都含有数量不等的酒精，1毫升酒精产生7千卡的热量。市面上出售的普通玻璃瓶装的啤酒一瓶大概550毫升，含酒精18.3毫升，产生的热量大概为128.1千卡，几乎为1小碗米饭的热量。

而一瓶白酒，500毫升装的比较常见，拿高度白酒来说，500毫升含酒精250毫升，产生的热量大概为1750千卡，几乎为10碗米饭。

酒精作为酒中热量的主要来源，学名叫乙醇，1毫升酒精能提供7千卡，几乎和纯脂肪差不多。酒精进入身体之后，乙醇在肝脏中会被转化为乙醛，而乙醛会被转化为乙酸，一部分乙酸经过酶的催化转化为乙酰辅酶A，而大量乙酸都走了另一条代谢途径：就是最终进入尿液排出体外了。

1毫升酒精中的热量10%～20%被口腔黏膜吸收，75%～80%被小肠吸收。我们

的身体可以储存很多营养物质，蛋白质、碳水化合物和脂肪，但是不会储存酒精，相反我们的身体会想尽一切办法将酒精排干净。既然我们喝下的酒精大部分都去了"下水道"，所以你以为"我喝酒摄入的热量都被排掉了"？

错！

当每次饮酒的量超过肝脏的处理能力时，肝脏因日常工作被打乱而导

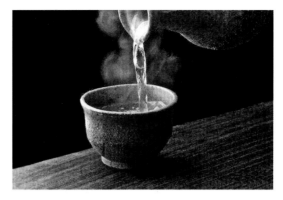

酒的热量

致肝脏生化功能失衡。如果肝细胞不断地进行酒精解毒，肝脏就会发生结构破坏或脂肪沉积而致脂肪肝，更为严重的后果是发生酒精性肝炎或不可逆转的酒精性肝硬化。各类酒精性肝病最终都可以导致肝癌和肝功能衰竭。

人的酒精代谢酶系统差异决定了酒量的差异

人体内若是具备乙醇脱氢酶和乙醛脱氢酶这两种酶，就能较快地分解酒精，中枢神经就较少受到酒精的影响，因而即使喝了一定量的酒后，也行若无事。在一般人体中，都存在乙醇脱氢酶，而且数量基本是相等的。

但缺少乙醛脱氢酶的人就比较多。这种乙醛脱氢酶的缺少，使酒精不能被完全分解为水和二氧化碳，而是以乙醛的形式继续留在体内，使人喝酒后产生恶心欲吐、昏迷不适等醉酒症状。

因此，上面所说的不善饮酒、酒量在合理标准以下的人，即属于乙醛脱氢酶数量不足或完全缺乏的人。对于善饮酒的人，如果饮酒过多、过快，超过了两种酶的分解能力，也会发生醉酒。

乙醛脱氢酶（ADH）和乙醇脱氢酶（ALDH）基因的多态性，动物模型研究也证实，对乙醇的敏感性存在先天性差异，其嗜酒特征可以稳定遗传。

ADH、ALDH与酒依赖的形成与发展有关，因此检测个体酒精相关代谢酶的基因型，预测个体酒精代谢相关酶的活性，对引导人们科学有度饮酒，降低因饮酒引起的相关疾病的发病率有重要意义。

解酒的原理

解酒的一般机制是：酒精在人体内的分解代谢主要靠乙醇脱氢酶和乙醛脱氢

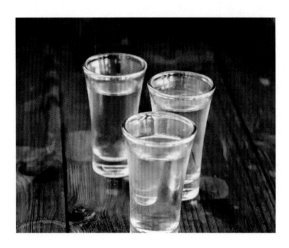

酶。乙醇脱氢酶能把酒精分子中的两个氢原子脱掉，使乙醇分解变成乙醛。而乙醛脱氢酶则能把乙醛中的两个氢原子脱掉，使乙醛被分解为二氧化碳和水。刺激机体产生乙醛脱氢酶并提高酶活性，加速乙醛氧化成乙酸，还可以直接作用于产生的乙醛，减轻乙醛对身体的毒害作用（乙醛的肝毒性是乙醇毒性的10倍）。

饮酒多少是安全的

安全的饮酒量取决于每个个体的体重、性别等情况。专家建议男性每天不超过20毫升酒精摄入量，女性则不超过10毫升。酒精对肝脏的损害主要与酒精的摄入量有关，而与酒精饮料的类型无关。10毫升酒精相当于284毫升啤酒、118毫升葡萄酒、78毫升黄酒以及25毫升白酒（50度）。

总之，有必要从检验医学的角度出发了解自身体内的乙醇脱氢酶和乙醛脱氢酶酶系统及基因水平，了解自己的酒精耐受性，从而合理、健康饮酒，降低酒精相关性疾病的发生。

酒精化学名乙醇，饮酒后乙醇经肠胃吸收进入血液。进入体内的乙醇90%～95%通过肝脏进行代谢，其余随尿液、汗液和呼吸排出。

乙醇在肝脏内主要需经过两步代谢反应：乙醇脱氢酶（ADH）把酒精分解为乙醛（乙醛有毒）；乙醛脱氢酶（ALDH）把乙醛分解成乙酸，并最终变为二氧化碳和水排出体外。每个人体内这两种酶（乙醇脱氢酶、乙醛脱氢酶）的活性不同，决定了其对酒精的代谢能力和生理反应也各不相同。

更多精彩内容
请扫码收听

当体内含有足够高活性的两种酶时，酒精很快就会被分解；而这两种酶的活性由基因决定，乙醇脱氢酶的活性主要由 *ADH1B* 基因编码，乙醛脱氢酶的活性主要由 *ALDH2* 基因编码。

鲜为人知的食育

"食育"最早是1896年由日本著名的养生学家石冢左玄在其著作《食物养生法》中提出。食育顾名思义就是饮食教育。

我们都知道，日本人平均寿命常年居世界第一，其中食育发挥了举足轻重的作用。日本是全球食育最领先的国家，食育工作开展得非常广泛和深入。2005年日本就颁布了"食育基本法"，将其作为一项国民运动，以家庭、学校、保育所等为单位，在日本全国范围进行普及推广，通过对食品安全知识、食物营养以及饮食文化的传承、与环境的和谐、对食物的感恩之心等，来达到"通过食育，培养国民终生健康的身心和丰富的人性"这一目的。

在日本政府每年为食育运动制定的"目标值"中，第一项是提高国民对于"食育"的关心度，目的是唤起大家对食育的重视。第二项所强调的就是"早餐"了，因为早餐在一天的营养和健康中是最重要的，也是最容易被人忽视的一餐。

根据日本内阁府所发布的"食育推进"调查数据显示：2010年，关注"食育"的日本国民已达90%以上，目前已接近100%。不吃早餐的孩子已接近于"0"；不吃早餐的20～30岁的成年男子，2010年是15%，目前已经低于10%。

而我国在食育方面还处于萌芽状态，国家对食育的规划布局还没有全面展开，目前只是在个别地区开展试点，并且试点也不是针对全面食育进行的，只是阶段性地开展了一些活动。

上海是我国最早开始试点的城市，近几年上海已将食育课在一些中小学作为试点课程展开，进行食品安全教育、营养卫生教育等。

而这还远远不够，如果仅是对孩子加强教育，还不足以彻底根本地改变饮食习惯，父母也应该加入食育教育的体系，社会也应给予饮食教育的发展提供更多的帮助，只有这样才能形成整体的氛围。

对于人来说，"培养健康的饮食习惯"，这是一个基本点。因为饮食问题伴随人的一生，越早了解对人的益处越大。国际上食育专家一致认为，从儿童会说话和简单交流起，就要有意识地灌输所有饮食的来源、制作、营养价值，以及怎样吃、吃

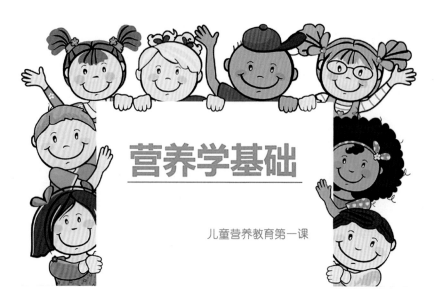

营养学基础

儿童营养教育第一课

食育课程

多少等知识。在连续强化教育中，潜移默化地使他们认识偏食的危害，并自觉做到膳食平衡。儿童接受"食育"后，能将健康的饮食习惯延续终生。

另外，食育绝对不是简单地吃饱吃好，要有目的地在饮食中培养孩子的艺术想象力。在孩子进食时，要把餐点"艺术化"地一一介绍。孩子对此有兴趣之后，对每一种饮食都会做极为丰富的艺术联想。

更为重要的是还要在饮食中刻意培养孩子的人生观。在向儿童介绍各种食物的来源和制作时，可以介绍这些食物的制作需要付出的劳动。当然，让他们参加食物的制作，更会加深他们"一分耕耘一分收获"的体会。在饮食过程中，以多种食物为由头，培养激发儿童的正确人生观，也是"食育"的重要内容。

中国疾病预防控制中心学生营养研究室主任胡小琪认为，必须针对学校、学生、教师、家长的现状，开展有针对性、丰富营养知识的"食育"，从儿童青少年时期对学生进行食物、食品及食品安全等方面的教育。看来这些年我们只关注对发达国家一些科技领域的学习，恰恰忽视了最基本的饮食教育。

什么东西最可怕？无知最可怕！因为当人具备相关知识，知道自己的行为是错误的，他会下意识地去节制，这样就不会造成过激的行为。

比如说，当大家都知道洋快餐是一种垃圾食品时，消费行为就会得到相应的约束。近几年，我们国家洋快餐的销量一直就在下滑。如果它们不去改变，就会越来越少的人食用。

比如说，我们都知道蔬菜富含多种维生素，可是该怎样区分所含维生素的种类，如何在烹饪过程中保持维生素呢？如果不知道，不正确的烹饪方法就会使维生素大量流失。

我们在调查中发现，孩子对哪些食物含"胡萝卜素"知晓的很少。胡萝卜素对于孩子非常重要，它可以在体内转化为维生素A，具有预防近视和夜盲症等作用。而现在的孩子近视眼是何等的普遍，有几个家长和孩子重视和懂得眼睛的营养呢？

近年来的研究发现，成年人的一些慢性疾病往往都与儿童和青少年期的不良饮食行为有关，因为饮食而引起的疾病多种多样，如肥胖、糖尿病、高血压、动脉硬化、痛风等。不仅如此，很多癌症也都与饮食密切相关。

家长行为对孩子影响最大，如果家长本身就不懂得食育，何谈对孩子的引导和教育呢？

有的家长对孩子过于溺爱，爱吃什么给什么，看着孩子吃成个小胖墩，还自以为是给孩子补充了足量的营养，殊不知这样的育儿方法往往造成"体壮多病"，会影响孩子的一生。据调查，一个人在10岁以前形成的饮食结构和饮食习惯，一生都很难改变。

更多精彩内容
请扫码收听

再不要把饮食教育不当回事了。饮食事大，关乎健康，关乎成长，关乎成才！

希望从今天起，在您的心里记下"食育"这个词，记住食育的重要性。我们一起做个有文化的"吃货"。吃出文化，吃出健康！

辛酸甘苦咸，饮食五味知多少

"食有五味，入口便知"。就是说我们日常的饮食有五种味道，当食物进入我们

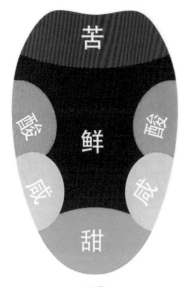

味蕾

的口腔之后，我们就会迅速产生对味道的感觉，这也就是人的味觉。人的味觉从物质刺激到感受到滋味的时间非常地短，仅需1.5～4.0毫秒，比起人体其他的视觉、听觉、触觉，味觉的感知速度是最快的。

说起味道大家都不陌生，味道是指食物在人的口腔内对味觉器官化学感受系统的刺激并产生的一种感觉。但是如果论及味道与人的健康，恐怕知之者甚少！

人类有非常丰富的味觉系统，舌头上很多颗粒状的物质都是我们的味蕾。一般成人的味蕾在5000个左右，而婴儿的则达到10000个左右。味蕾随着年龄的增大而减少，对物质的敏感性也逐渐降低。

大多数情况下，人的味觉差异是很小的。但在现实中，我们每个人都有不同的味觉喜好，每个地区也存在差异，比如传统说的"南甜北咸、东辣西酸"。虽然说，随着人的流动和饮食文化的交融，目前这种区分没有那么明显，但是人们对几种基本的味觉并没有改变。

人最基本的味觉有甜、酸、苦、咸四种，我们平常尝到的各种味道，都是这四种味觉混合的结果。舌面的不同部位对这四种基本味觉刺激的感受性是不同的，舌尖对甜、舌边前部对咸、舌边后部对酸、舌根对苦最为敏感。

古人将食物味道概括为"五味"，即辛、酸、甘、苦、咸。五味的本义是指药物和食物的真实滋味。由于药食"入口则知味，入腹则知性"，因此古人将药食的滋味与作用联系起来，并用滋味来解释药食的作用，这样就形成了最初的五味理论。

辛味能散能行，酸味能收能涩，甘味能补能缓，苦味能泻能燥，咸味能软坚润下。《黄帝内经》中主要论述食入五味，各走其所喜的五脏，如酸味入肝、苦味入心、辛味入肺、甘味入脾、咸味入肾。日常所食的五谷、五果、五畜、五菜中都各具有五味所属。《黄帝内经》还认为，人禀天地之气以生，人身气化即天地之气化。《类经》释曰："夫味得地之气，故能生五脏之阴。"由此可见，五味对五脏起着重要的滋养和协调作用，五味化生精血方能形成人的有机整体。

心喜苦、肺喜辛、肝喜酸、脾喜甘、肾喜咸，五脏对五味各有特定的亲和性。掌握脏、味之间的这种关系，对于正确使用药疗及食养都具有重要意义。

另一方面，人体生命活动从根本上离不开阴阳的对立互根和消长转化，所谓"阴平阳秘，精神乃治"。而五味也可影响到阴阳的盛衰，从阴阳属性上分，气属

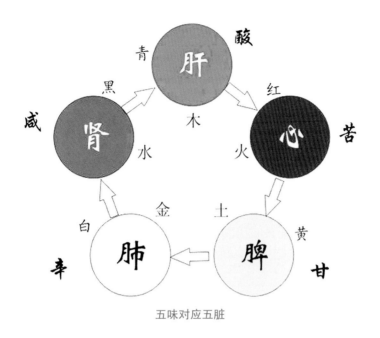

五味对应五脏

阳，味属阴，味厚者为阴中之阴，薄者为阴中之阳；从五味运动转化而言，辛甘发散属阳，酸苦涌泄属阴，咸味涌泄属阴，淡味渗泄属阳。

《黄帝内经》总结道："是故谨和五味，骨正筋柔，气血以流，腠理以密，如是则骨气以精，谨道如法，长有天命。"由此可见，人体的生理结构与功能都与五味的作用是密切相关的。

中医理论还认为，人体处于一个动态的平衡中，各脏腑相互制约、相互作用。若饮食五味偏嗜，则五味作用于人体太过或不及，就会造成脏腑功能偏盛或偏衰，使脏腑之间这种对立统一的平衡受到破坏，导致疾病的发生。

《黄帝内经》中说："味过于酸，肝气以津，脾气乃绝（如果酸味太过，过于收敛阴精水湿而伤脾气，因为脾主要是运化水湿的。太酸的东西食用过多会伤脾）；味过于咸，大骨气劳，短肌，心气抑（咸味太过软坚散精，消骨耗髓，虚热上逆，心神不降抑郁于上，造成心气郁结。太咸的食物对心脏不好）；味过于甘，心气喘满，色黑，肾气不衡（甜味太过，津气补益太过而生湿，阻碍气机之运行，心气不降而逆于胸中而成喘满，肾精化气失常表现色黑。甜味过了最后伤肾）；味过于苦，脾气不濡，胃气乃厚（苦味太过，过于降气，脾气不升失于运化水谷精微，胃气不降遇阻中焦。太苦的东西使用多了会伤胃）；味过于辛，筋脉沮弛，精神乃央（辛味太过，阴精不藏，气逆不降，瘀而化热，伤津耗血，筋脉梗阻，耗精在下，神伤在上，食用过辣的东西最后会伤神）。"

五味理论指出了虽然五脏的资生依赖于五味，但是过用五味却又能损害五脏

更多精彩内容
请扫码收听

的协调关系。因此五味理论是历代医家制方选药所必须遵循的重要原则。后人在此基础上进一步发挥，如辛凉清热、苦酸泄热、苦温燥湿、甘淡利湿等很多药方，又与四气结合形成系统的气味配伍理论，进一步推动了中医药学的发展。

那么我们在日常的饮食当中，也必须要清楚五味和脏腑的对应和作用。当你清楚这个对自己是有害的，就会有意地控制一些不健康的味觉嗜好，切勿"火上浇油"。自己哪方面脏器的功能弱，也可以用相对应的五味去滋养它。

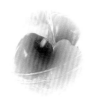

到底哪种进食顺序更健康

我们在日常生活中，有很多日用而不知的常识，因为信息的不对称却不为人知。今天我们来探讨一个特别简单，但却常常被人忽视的问题，就是进餐的先后顺序。

当然，在饮食比较单一或者有特殊饮食习惯的地区，比如说食不果腹时，管它什么能吃饱就好；有些地区的饮食习惯可能就是吃一碗面，也不讲究这些。

但是，就现在来看，我们无论是在家就餐或者在外聚餐，都会有丰富的菜肴，甚至还有冷盘、热菜、海鲜、汤、甜点、水果等等，这就要特别注意进餐的顺序了。

首先我要告诉大家的是，生活中大多数朋友的吃法和顺序都不对。这里我们分两个场景来说。

第一个场景：在家吃饭

不少朋友平时在家吃饭的习惯是这样的：上来先扒拉两口米饭或是咬上几口馒

头，再夹菜就着主食吃。这样吃最大的问题就是，容易吃进太多的碳水化合物，并且热量容易超标，不利于控制体重和餐后血糖。因为先吃含淀粉多的主食，葡萄糖转化的速度快，血糖就容易快速升高。并且当胃向大脑发出吃饱的信号时，摄入的热量已经过量。

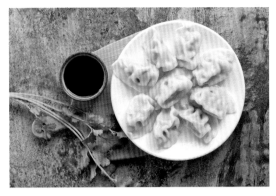

在家吃饭

第二种场景是：在外聚餐

在外下馆子的吃饭习惯又通常会是：男同胞往往是凉菜一上，先空腹喝一杯。然后就是大鱼大肉的硬菜伺候，青菜是作为"清口"的菜肴最后才上，酒足菜饱之后，草草吃几口主食了事或者干脆不吃了。

这样的饮食次序问题是：饥肠辘辘时，先上大鱼大肉，自然会吃进大量脂肪和蛋白质。

等到蔬菜和主食上桌，食欲已经下降，只会吃很少一点，一餐当中的热量来源主要依赖脂肪和蛋白质，并且膳食纤维严重不足。经常这么应酬，脂肪肝、血脂异常在所难免。

那么到底哪种进食顺序更合理、更健康呢？正确的吃饭顺序应该是这样的。

如果有条件，饭前还是先来一份例汤，分量不要太大，主要是先暖暖胃，润滑一下消化道，同时还可以增加一些饱腹感，避免接下来进食过量。如果没有汤，可以先吃几口富含蛋白质的食物，比如说豆腐、牛肉、鱼肉、蛋类等优质蛋白质，这时候不要着急，要细嚼慢咽。这样可以降低胃的排空速度，也可以增加饱腹感，并且蛋白质的吸收速度慢，也可以延缓餐后血糖的上升速度。

当我们开始吃主食的时候，就配合着富含蛋白质的食物还有青菜一起吃，能稳定血糖。记着，吃的时候要大口吃菜，小口吃饭。主食能包含一些粗粮和豆类则更好。这么吃，一方面能保证足够多的膳食纤维，延缓主食和脂肪的消化速度，避免高血脂、高血糖的麻烦。另一方面，无须刻意控制，油脂和蛋白质也不容易吃过量，觉得饱还吃得少，更轻松地减热量。

至于甜点和水果，原则上不提倡随餐吃，因为餐前餐后都会增加热量的摄入，最适合的时候是两餐之间小饿的时候补充一下。但是很多时候在外就餐，也要客随

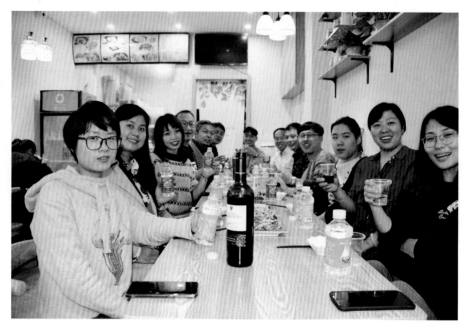

在外聚餐

更多精彩内容
请扫码收听

主便，一般都是餐后吃一点，那就一定要控制量，少吃一点点也无妨。

我们刚才所讲的，基本上适合大多数人作为饮食顺序的参考，当然还有一些特殊人群，比如说肥胖、糖尿病等患者，还需要做出一些调整。

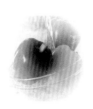

▌轻而易举的健康——轻断食

轻断食是当下一个很时髦的话题。很多女生一定对这个不陌生了，有些时尚的男士可能也略知一些。现在一线城市已经出现了不少轻食餐厅，也有不少轻食产品。轻断食在发达国家早已比较流行。但是究竟什么是轻断食，这是人类的新发明吗？咱们一起来探讨一下。

健康其实是个大的概念，包含身、心、灵三个维度。人体是一个无比复杂的系统，科学也无非只能解释那么一点点。同时太高深的学问晦涩难懂，那是专家研究的事情。我们只关心那些我们能用的健康方式，只有用了才是自己的。

说到健康我们不能不了解一下当前的背景。当前，我们国家正处于一个"富贵病"高发的阶段（什么叫"富贵病"？就是我们常见的肥胖、糖尿病、高血脂、痛风及癌症等，是人们衣食富足之后才会产生的慢性疾病。这其实不是一个标准的词语，而是一个形象的称呼）。

据经济学家调查，一个国家人均GDP达到3 000美元的时候，富贵病开始出现，达到8 000美元时候进入高发阶段，我们目前正处于这个时候。据说，英国的富贵病在20世纪60年代就出现了，比我们早几十年。

在这个阶段内，由于疾病的高发，人们对健康开始关注，健康的需求与日俱增。但是在早期阶段很容易鱼龙混杂。我们国家现在就是这样，各种健康理念满天飞，社会呈现出的一片健康乱象。尤其是移动互联网的发展使信息的传播跨时空、无疆域，各路神仙各抒己见，使人们真假难辨、无所适从，这是我们当前面临的第一个困惑，叫分不清。

第二个困惑叫做不到。很多健康的理念和方法，要求人像机械一样的作息规律，对人的意志力和生活方式要求很高，一般人根本做不到。比如说减肥，很多人不是不懂如何减肥，只不过无法管理自己，做不到持之以恒。我给大家分享的是一个比较简单易操作的方法，不用改变原有的生活方式就可以实现。

首先让我们一起来了解一下什么叫轻断食？轻断食的概念来自西方，它是由英国著名的医生、BBC科学栏目制作人麦克尔·莫斯利博士在2012年正式提出的。轻断食是老观念、新方法，它的发现是麦克尔·莫斯利医生在长期专注于减肥研究中，除了穷尽现代科学理论，又潜心钻研古老宗教的断食智慧。并大胆用自己做实验，将保守了数千年的断食经验与

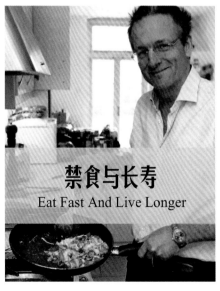

禁食与长寿
Eat Fast And Live Longer

麦克尔·莫斯利博士

当代科学相结合，终于发明了针对现代人的全新健康减肥方法：轻断食。轻断食不仅是一种饮食的方法，也是一种生活方式和理念。

轻断食的概念其实非常的简单：就是每周5天正常饮食，2天稍加控制的理念。就是在一周7天内，只需拿出2天对饮食的热量进行控制，而不用每一餐都忍受煎熬。

对于我们中国人来说，实际上轻断食本身并不是什么重大的发明创造，没有什么稀奇和难理解的地方。在我们的传统文化和养生中，也有一些类似的文化理念和理论，比如佛家的过午不食，道家的辟谷等。但是有一点我们要清楚，过午不食和辟谷都是非常小众的，即它的适用人群比较窄。这倒不是说它的科学依据方面，而是对人的意志力和生活状态的挑战是非常大的。

比如说，对于一个工作状态的人来说，过午不食是很难做到的。而辟谷的难度级别也非常高，需要一个特殊的环境，需要较长的一段独立的时间，需要专业人士的现场指导，需要高昂的费用等。尤其是辟谷之后有些人很短时间又出现反弹。而轻断食则不然，你可以每顿都吃，只不过稍加调整。这样比较符合自然饮食状态以及没有特别限制、无需意志力的特点，可能更符合现代人的生活方式，更切实可行一些。

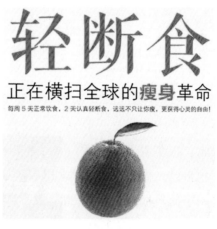

瘦身革命

知道了轻断食，就要了解一下为什么要轻断食，有什么好处呢？我们先来审视一下当前人的饮食结构和健康状况。

近20年来，我们的饮食结构发生了翻天覆地的变化。其中一个重要的特点就是，饮食中肉、蛋、奶等高热量的食物摄入急剧增加，而粗粮、谷物的摄入大幅减少。在中国营养学会发布的膳食宝塔中，谷物、薯类的摄入应该是每天250～400克，是所有食物中最多的，但是实际情况却摄入非常少。《黄帝内经》中也明确指出"五谷为养、五菜为充、五果为助"，事实证明我们是吃颠倒了。另一方面，由于人们对食物口感的追求，食物不断地向精细化发展，精细化的加工就是去除了食物中非常宝贵的膳食纤维和B族维生素。缺乏膳食纤维带来的直接后果就是便秘、高血糖、高血脂等富贵病发生。

同时，有一个问题不容回避，我们吃进去的每一种物质，都需要内脏进行分解、运化、吸收、排泄，长期暴饮暴食以及过高热量的摄入，给我们的内脏带来沉重的负担。比如说大量地摄入碳水化合物和蛋白质，如果得不到及时的消耗，都会转化成脂肪和毒素堆积在体内，当前肥胖已经成为全球性的社会问题，我国的肥胖和超重人群在3亿以上。蛋白质摄入过多之后，就会导致胃肠功能紊乱，肾脏排泄负荷大大增加，最终还会导致动脉硬化、心脑血管疾病。

因此，当前大多数人不是吃得少而是吃得多了，不是营养缺乏而是营养过剩和不均衡。不仅在中国，在全世界也是这样的。所以在当前和今后很长一段时间，我们的慢性病或富贵病将会处于一种高发期。这是经济和社会发展的规律，也是倒逼医疗改革的必然，因为慢性病的问题是西方循证医学无法解决的问题，成为令医疗界头痛的一件事。

轻断食都有哪些好处？

研究表明轻断食可以让人精神焕发，注意力集中，感官更敏锐，思路更清晰。由于食量和摄入热量的减少，内脏工作的负荷变小了，你会感到一种自内而外的轻松。身轻则体健。科学证实，人体在半饥饿状态下，身体的细胞处于最活跃的时候，各种功能都会得到充分的调动。我们古语也有"要得小儿安，需得三分饥和寒"。可见小饿对人是有益的。

轻断食可以改善胰岛素的分泌，预防2型糖尿病。胰岛素的任务是调节血液中的葡萄糖浓度，血浆中的葡萄糖增加，胰岛素的分泌就加大。轻断食期间，胰岛素的分泌会放缓，可以很好地调节胰岛的功能，预防和缓解糖尿病症状。同时也能控制脂肪，它会强迫脂肪细胞接受并存放血液中的脂肪，也就是说，胰岛素过高也会让人变胖。高浓度的胰岛素会增加脂肪的囤积，浓度低则会消耗脂肪。

轻断食可以减轻体重，是一种很好的减肥方法。人在进食的时候，胰岛素浓度提高，身体处于脂肪囤积状态。轻断食期间身体关闭屯脂模式，开始燃烧脂肪。经过一段时间的轻断食，人体在自然的状态下摄入减少，在潜移默化中体重逐步减少，是一种非常健康的减肥方式。

更多精彩内容
请扫码收听

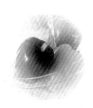

如何轻断食

　　轻断食有这么多的好处，那么我们到底该如何轻断食？日常生活中怎样才能做到轻断食？

　　首先，我们不要有压力，轻断食是在比较轻松、比较随意的环境下完成的，我们要抱着一种享受的心态来做。轻断食不需要太强的意志力就可以，一般人都可以做到。它不是让我们不吃食物，而是食用低热量的食物。有了一定量的食物垫底，饥饿感会大大减少，比起其他的代餐和断食疗法，这个要好受多了，没有痛苦的感觉。

　　其次，我们可以先易后难，先定个小目标，这样容易取得阶段性的成功。成功的路径就是这样的，需要实现阶段性的小目标来增加我们的信心，信心越强越容易挑战和突破自己，最后创造出自己一开始根本就不敢想的奇迹。

　　第三，可以随时随地开展轻断食。我们完全可以根据自己的生活方式，无需改变太多。如果你喜欢双休日宅在家里，可以利用双休日和家人一起开展轻断食。如果你整个星期都很忙，可以选择加班时准备一些轻断食的食物，刚好解决专门去饭店吃一顿的耗时问题。如果你出差在火车上，到了饭点又不想吃火车上难吃的食物，也可以准备一些轻断食套餐，轻松解决就餐问题。同时，当你心理上也处于一种轻断食的状态之后，你会感觉很舒服，因为你的心态立马改变了，你面对的不是饥饿，而是身体机器启动进入保养模式。

　　为什么轻断食在全球范围内有这么大的影响？就是因为它的适用面广，是可以大众化推广的。对人群、时间、地点、意志力等都没有特别的要求。而很多明星都在采用轻断食的原因，也与他们的生活没有规律，但又需要绝对保持好的身材有紧密关系。因此对于自我管理能力不是特别强的人来说，轻断食就是一种最好的选择。

　　接下来我们探讨一下轻断食具体选择吃些什么？如何去实际操作？

　　首先，把时间填满而不是把肚子填满。意思也是让你不能太闲着。我们古话说"闲饥难忍"，就是人在闲着无聊的时候饥饿感更强。还不如找点事做，淡化自己的感觉。

在断食日，要严格控制摄入的热量。女性每日摄取500千卡的热量，男性则为600千卡。一般的食物都有一个相对的热量值，在食品包装上都有标注。

可以选择和闺蜜、朋友、家人一起，或者参加一个轻断食俱乐部，和大家一起进行和分享。因为有时候做事情需要一个氛围，比如我们在健身房的感觉和在家里健身是完全不同的，更有助于自己保持热情。

轻断食的注意事项如下。

学会看营养标签：这样可以帮助我们粗略计算食物的热量值。一般标签里都会标明脂肪、蛋白质、碳水化合物等，最后都会有热量值的标注，我们大概计算一下，不要超过我们的限量。

选择高膳食纤维的食物，增加食物通过肠道的速度，减少吸收。比如全麦面包、杂粮粥、绿叶蔬菜等。还有几乎大多数的高纤维食物都是低GI值的食物，GI就是血糖生成指数，这样也可以很好地控制我们的血糖值。

计算自己的BMI值（身体质量指数，是目前国际上常用的衡量人体胖瘦程度以及是否健康的一个标准），关注体重的变化，一般健康的数值是18～22。这个值怎么算？体重（千克）除以身高的平方（米^2）。

多多喝水，少食面条、白米饭、馒头等高碳水化合物的食物，尤其是精米白面。如果特别想吃面条怎么办？目前市场上也有一些高纤维的挂面可供选择。

餐前停一停，不要立即进食，可以延缓5～10分钟。然后吃的时候，增加咀嚼时间，让食物在嘴里多待一会，可增加饱腹感。

这些都是前人实践过的经验之谈，是比较有效的，我们不妨学着去做。健康没有什么太大的悬念，健康是靠正确的方法，靠日积月累的基本功，而不是靠灵丹妙药来实现的。如果大家还想进一步了解轻断食，可以去买一本叫《轻断食》的书！

更多精彩内容
请扫码收听

日常饮食中的药食同源食材

药食同源的前世今生

中华文化中有一个特殊的概念：药食同源。药食同源不仅是一种说法和比喻，也是一个实实在在的品类。在全球范围内只有我们中国有这种定义和分类，老百姓对此也有一定的常识和理论认知。

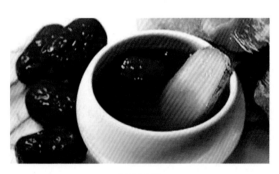

红枣姜汤

目前为止，卫健委（原卫生部）批准和公布的药食同源物质总共有101种，正在审批和公示的还有9种。比如：山药、枸杞、红枣、银耳、菊花等我们非常熟悉的食物都是药食同源的品种。

"药食同源"包含两层含义，一是指许多食物同时也是药物，它们之间并没有绝对的分界线；二是指中药与食物都来自自然界，是一种"同源"的关系。

为了区分这些东西，我们的前人就把只能用来治病的，称为药物；只能作为饮食之用的，称为食物。把其中既有治病的作用，又可作为日常饮食之用的，叫作药食两用。

这里面既有刚才说的山药、红枣等大家熟知的，也有花椒、桂皮、干姜等大家日用而不知的。它们既属于中药，有良好的治病效果，又是营养丰富的美味食品。

我们都知道，药物治疗的效果肯定比食物强，用药正确就会立竿见影。而用药不当或过量时，也容易出现较明显的副作用；而食物的治疗效果没有药物那样突出和迅速，配食不当，也不至于立刻产生不良的结果。但不可忽视的是，药物虽然作用强但不能经常吃，毕竟是药三分毒。食物虽然作用弱但天天都离不了。

我们的日常饮食，除供应必需的营养物质外，还会因食物的性能作用对身体平衡和生理功能产生有利或不利的影响，日积月累，从量变到质变，影响作用会非常明显。从这个意义上讲，食物并不亚于药物的作用。因此，正确合理地调配饮食，有时会起到药物所不能达到的效果。

古代医家对药食同源的记载和描述很多，都反映了"药食同源"和饮食治疗的思想。

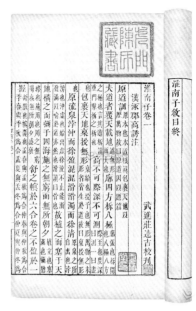

《淮南子》

《淮南子·修务训》称："神农尝百草之滋味，水泉之甘苦，令民知所避就。当此之时，一日而遇七十毒。"可见神农时代药与食不分，有毒的避开，没有毒的就作为食物来吃了。

《黄帝内经太素》一书中写道："空腹食之为食物，患者食之为药物"，就开始对一些食物的作用有一定认识，做区别之用。

《内经》中也讲到"大毒治病，十去其六；常毒治病，十去其七；小毒治病，十去其八；无毒治病，十去其九；谷肉果菜，食养尽之，无使过之，伤其正也"，意思是说生病的时候没有必要非得用药。如果用性味猛烈的药治病，好到六成就差不多了。用一般偏盛的药治病好到七成就行了，用药性温和的药治病好到八成就行了，用无毒平缓的药物治病去掉九成就行了，最后用谷物、果蔬等食物来恢复体内的正气。如果用药过度，反而会使正气受伤。这就是我们中医和食疗文化之妙啊！

同时，古代中医认为，食物也有"四性""五味"，寒和凉的食物能起清热、泻火、解毒的作用；热和温的食物能起温中祛寒的作用；辛味的食物可以祛风散寒，舒筋活血，行气止痛；而甘味食物则可以补养身体，缓和痉挛，调和性味；酸味的食物具有收敛固涩作用；苦味可以泻火坚阴；咸味可以软坚散结，润下通便。"虚则补之""实则泻之""寒则温之""热则凉之"，针对不同的体质采用不同的食疗方法。

中医食疗的特点，比西方单纯的营养素配比更为完善。可见我们食疗的维度要比西方多得多。当然，如果再加上营养素的合理应用，一定会起到珠联璧合的作用，从而更好地达到饮食治疗的效果。

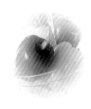

更多精彩内容
请扫码收听

有的人会认为，食物的药用缺乏足够的临床数据。但是我们不要忘了，食物的药性也是古代人们在长期应用中逐步发现的，有的甚至有几千年的历史验证，这是"药食同源"深厚的理论基础，也是食物疗法的基础。

西医学和营养学研究表明，医药在健康中只起8%的作用，而合理的膳食却能起到13%的作用。尤其是由生活方式引起的疾病，饮食治疗能起到47%的防治作用，可见食疗之重要。

药食同源之大枣

大枣是大家经常能接触到的一种食材，大多数人也经常会吃。但是大枣对人体究竟有哪些好处？它的作用机制是什么，哪里的枣最好等，我们不一定能搞得懂。

关于大枣的保健价值，古代医书记载颇多。《诗经·七月》中记载"八月剥枣，十月获稻。为此春酒，以介眉寿"。可见早在先秦时，古人就用大枣酿酒来养生保健。《神农本草经》中将大枣列为上品药，书中说"大枣主治心腹邪气，安中，养脾，平胃气，通九窍，助十二经，补少气少津，身中不足，四肢重，和百药，久服轻身延年"。《本草纲目》记述：红枣可"润心肺、止咳、补五脏、治虚损、除肠胃癖气"。《黄帝内经》中讲"枣为脾之果，脾病宜食之"。我们民间也流传"日食三颗枣，八旬不服老"。

大枣味甘性温，归脾经和胃经，有补中益气、养血安神、缓和药性之功效；大枣香甜脆郁、营养丰富，素有"木本粮食"之称。

现代医学研究表明，大枣富含蛋白质、膳食纤维、维生素、矿物质、皂苷、生物碱和黄酮类物质等，是一种营养非常全面的优质食品。鲜枣中含维生素C比柑橘高7～10倍，有的甚至比"维C之王"猕猴桃还高，大枣中的维生素P含量也是百果之冠。因此有"活性维生素丸"之称。大枣的环磷酸腺苷（CAP）也很丰富，比动物肝脏中的含量高出许多倍。具有抗过敏作用和抑制癌症细胞生长并促进癌细胞转化成正常细胞的功能。

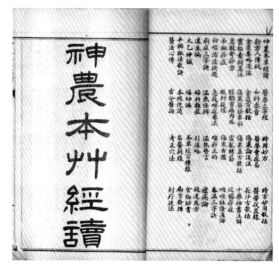

《神农本草经》

这些对大枣的描述才仅仅是一小部分，可见大枣的保健功能还真不少。大枣主要的功效体现在以下几个方面。

第一，健脾护肝。大枣入脾经，是健脾的最佳食物之一。脾胃虚弱、倦怠无力的人每天食用红枣，同时合用党参、白术，能够补中益气、健脾胃、增加食欲。大枣对肝脏的保护也很好，大枣中的果糖对肝脏中病毒的活性起到抑制的作用，可以降低血清的谷丙转氨酶，另外其丰富的氨基酸能够促进肝脏合成一些蛋白质，起到保护肝脏的作用。

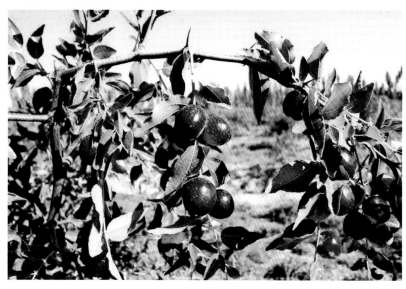

生长的大枣

第二，美容护肤。大枣有"维生素丸"之称，尤其是鲜枣中维生素的含量更高。大枣中的维生素C可以促进机体胶原蛋白的合成、延缓衰老、预防色斑，防止黑色素在体内的沉淀，从而减少老年斑的形成，使皮肤能够洁白细嫩。枣为脾之果，脾胃好了自然能生津液、悦颜色。

第三，补气养血。中医认为气血乃人体之本，红枣中的硫胺素、核黄素、尼克酸、维生素C等多种维生素，对气血具有较强的补养作用，可以增强人体的抗病能力，提高人体的免疫力。这也是大众对大枣普遍认知的一种功能。

第四，预防心血管疾病。大枣中含有丰富的芦丁和维生素P，可以降低体内血脂水平，同时预防血管壁的硬化，还可以维持血管的弹性，降低毛细血管的通透性，防治动脉硬化和心脑血管等疾病。

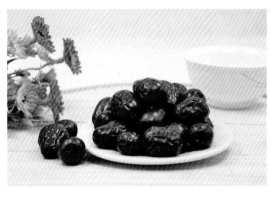

大枣

第五，缓和药性。大枣常常被用在像药性比较猛的药方当中，以减少这种药的副作用，来保护我们人体的正气。医圣张仲景在十枣汤、葶苈大枣汤中用大枣来缓和猛药的强悍之性；又在桂枝汤、柴胡汤中以大枣和生姜并用，来起到调和营卫的作用。

哪里的大枣更好呢？李时珍在《本草纲目》中说："枣，南北皆有，惟青、晋所出者肥大甘美，入药为良。密云所出小枣，脆润核细，味亦甘美，皆可充果食，不堪入药。入药须用青州及晋地晒干大枣为良。"李时珍所说的青州即今天的山东省，晋州即今天的山西省。看来古人以山东、山西地区产的，果形肥大、味道甘美的枣为佳。密云所产的枣尽管其果肉也十分甘美滑润，但由于果形小，只能充作果食，而不堪入药。

更多精彩内容
请扫码收听

到了现代，药用大枣对于产地的要求已经没有那么注重了，没有绝对地道产区的说法。只要是生食不脆、干食肉多、味极甘者就可入药。目前来看，产量更大、人们更喜欢的应该是新疆大枣。当然，中医更多地讲究配伍，为了把大枣的作用发挥得更好，我们可以配合其他药食两用的食材一起来吃。如果想方便，每天就直接吃几颗干枣也是不错的，重要是要经常食用。

药食同源之枸杞

枸杞几乎是人所共知的养生佳品，它的饮食之用可谓历史悠久。早在4000多年前就有关于枸杞的记载。《诗经·小雅》有云"陟彼北山，言采其杞"，说的就是枸杞。枸杞在养生界的地位非常之高，《神农本草经》中将枸杞列为上品，称其"久服，坚筋骨，轻身不老"。《本草纲目》中记载"枸杞甘平而润，性滋补，能补肾，润肺，

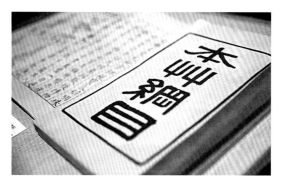

本草纲目

生精，益气，此乃平补之药"。道家也视枸杞为仙药，称为"仙人杖"。

枸杞属茄科植物的成熟果子，明代的药物学家李时珍云："枸杞，二树名。此物棘如枸之刺，茎如杞之条，故兼名之。"枸杞在全球有80多个品种，主要分布在温带和亚热带两大地区，枸杞的原产地在宁夏，由于天然的气候和土壤环境优势，宁夏种植的枸杞药用价值最高，也是入选《中国药典》的道地药材。其他地区也有枸杞种植，但多为中华枸杞及其变种，主要分布在西部和西北部地区。枸杞营养成分丰富，含有类黄酮、花青素、硫胺素、维生素C和胡萝卜素等多种矿物质和维生素及亮氨酸等18种氨基酸，是一种传统的中药材。

相传在盛唐时期，有一天，丝绸之路来了一帮西域商贾，傍晚在客栈住宿，见有一女子斥责一老者。商人上前责问："你何故这般打骂老人？"那女子道："我训自己的孙子，与你何干？"闻者皆大吃一惊。原来，此女子已200多岁，老汉是她年近九旬的孙子。他受责骂是因为不肯遵守族规服用草药，弄得未老先衰、两眼昏花。商人惊诧之余忙向女寿星讨教高寿的秘诀。女寿星见使者一片真诚，便告诉他自己一年四季以枸杞为生。春吃苗、夏吃花、秋吃果、冬吃根，越活越健壮，头发也黑了，脸也光润了，看上去好像三四十岁。后来枸杞传入中东和西方，被那里的人誉为"东方神草"。

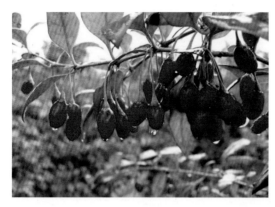

东方神草

现代医学研究表明，枸杞具有降血压、降血脂、抗氧化、养肝明目、美容养颜以及提高免疫力等功效。《中国药学杂志》文章称，枸杞子含有丰富的营养物质与多种药理成分，如甜菜碱、多糖、核黄素、烟酸、胡萝卜素、抗坏血酸及氨基酸等成分。这些成分具有保护心、肝、肾、大脑，调节神经，增强免疫功能，改善动脉硬化，延缓细胞衰老等作用。中国营养学会主办的《营养学报》的文章显示，枸杞子对免疫有促进作用，可提高血睾酮水平，起强壮作用；对造血功能也有促进作用。

综合古今的研究，枸杞的功效和作用应该突出在以下几点。

养肝明目

枸杞子含有丰富的胡萝卜素、多种维生素和钙、铁等对眼睛健康有益的必需营养物质，故有明目之功，俗称"明眼子"。历代医家治疗肝血不足、肾阴亏虚引起的视物昏花和夜盲症，常常使用枸杞子。晋代名医葛洪就有单用枸杞子捣汁滴目，治疗眼科疾患的案例记载。

延缓衰老

枸杞子含有丰富的枸杞多糖、β 胡萝卜素、维生素 E、硒及黄酮类等抗氧化物质，有较好的抗氧化作用。枸杞子可对抗自由基过氧化，减轻自由基过氧化损伤，从而有助于延缓衰老，延长寿命。枸杞子还可以提高皮肤吸收养分的能力，因此常吃枸杞子可以美容养颜。

降"三高"

枸杞子的性味甘平，中医认为，它能够滋补肝肾、益精养血。对于现代人来说，枸杞子最实用的功效就是抗疲劳和降低血压。此外，枸杞子能够保肝、降血糖、软化血管、降低血液中胆固醇、三酰甘油的水平，对脂肪肝、高血压和糖尿病患者具有一定的疗效。

提高免疫力

中国医学科学院研究证实，枸杞能提高人体免疫力，可以补气强精、滋补肝肾、延缓衰老、止消渴、暖身体。在抗肿瘤治疗中能减轻环磷酰胺的毒副作用，促进造血功能恢复，升高周围血的白细胞数，对机体产生保护作用。

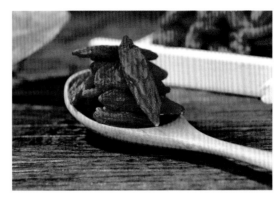

枸杞子

整体来说，体质虚弱、抵抗力差的人都可以服用枸杞子。最好是长期坚持，每天吃一点，才能见效。但是要注意把握用量。过量食用枸杞子会使人上火、流鼻血甚至造成眼睛红胀不舒服等。在夏季的时候，阴虚体质的人应该注意枸杞的用量，因为枸杞性甘，温和，用量过度能造成上火，尤其是生吃时更应减少用量。正在感冒发烧、身体有炎症、腹泻的人最好别吃。

在选择枸杞时要注意：一是不要贪色。正常枸杞尖端蒂处多为黄色或白色，用色素浸染过的枸杞蒂处则呈红色，用硫磺烘烤过的呈深褐色。由于用色素染过的枸杞特别怕水，建议大家在选购枸杞时可以把几粒枸杞放进水中，或者是故意用潮湿的手搓一搓，如果轻易出现掉色，就说明用过色素。好的枸杞颜色很柔和，有光泽，肉质饱满。二是泡一泡看形状。宁夏枸杞除了尖处大多有小白点，放入水中90%不下沉，无论泡茶、煲汤等都是漂浮在水面的。三是捂一捂闻气味。对于被硫磺熏蒸过的枸杞子，只需要抓一把用双手捂一阵之后，再放到鼻子底下闻，如果可闻到刺激的呛味，那么就可以肯定被硫磺熏蒸过。

现在社会上流行很多关于枸杞子的笑谈，比如说年轻人用啤酒泡枸杞子，一边熬夜一边吃枸杞子等，都算对枸杞的一种青睐和认可，这也是好事，只不过应该更科学地使用它，使其发挥更好的效果为好！

更多精彩内容
请扫码收听

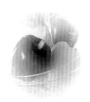

药食同源之灵芝

灵芝古称瑞草，别名赤芝、灵芝草、木灵等，属于一种真菌种类，也是传统的"中华九大仙草"之一。灵芝是一种具有大补功效的中药材，早在《神农本草经》中对其药效就有所记载。

《神农本草经》还根据中医阴阳五行学说，按五色将灵芝分为青芝（龙芝）、赤芝（丹芝）、黄芝（金芝）、白芝（玉芝）、黑芝（玄芝）、紫芝（木芝），详细地描述了此六类灵芝的产地、气味和主治，同时指出六种灵芝中以赤芝功效为最好。按《本草纲目》记载：赤芝原产于霍山，也就是现在的安徽省霍山县。

"灵芝性平，味苦，无毒，主胸中结，益心气，补中，增智慧，不忘，久服轻身不老，延年神仙。"在中医界，灵芝被认为是补品中的王者，它在补气养血、补肝理气、调经活血等方面有着良好的功效。

相传隋唐时期，在峨眉山一带的一个破庙中住着逃荒而来的母女二人，靠山中采摘蘑菇到城中贩卖为生。有一天这位名叫灵芝的姑娘在山林深处的一棵枯树下，发现了三棵像蘑菇似的异样东西。那东西样子像小伞，伞盖有碗口大，伞把有半尺长，颜色又红又紫，表面油光发亮。灵芝姑娘就采了回来和蘑菇一起到城中贩卖，人们看到此物纷纷来看稀奇，但却无一人购买。

日暮时分，其他蘑菇已全部卖出，只剩下那三个像蘑菇的怪东西。姑娘正准备收拾返回之时，匆匆赶来一个小伙子，欲买蘑菇为重病的父亲熬汤。但是正常的蘑菇早已卖空，患者的儿子无奈，为了能满足父亲最后的心愿，只好买下那几个形似蘑菇的怪东西回去熬汤。谁知已经昏迷不醒的患者服用之后第二天就醒了过来，喂食三天之后，老人的病奇迹般地好了。

后来得知，此患者正是药王孙思邈刚刚看过的患者，并且被告知已无药可救，正在准备后事。孙思邈闻听此事便慕名去探访姑娘，并以姑娘的名字将此物取名为"灵芝"，又称"灵芝草"。

作为拥有数千年药用历史的中国传统珍贵药材，灵芝具备很高的药用价值，现代药理学研究证实，灵芝对于增强人体免疫力、调节血糖、控制血压、辅助肿瘤放化疗、保肝护肝、促进睡眠等方面均具有显著疗效。

灵芝具有非常广泛的应用范围。对人的整体功能来说，灵芝具有双向调节人体功能的作用。主要表现在以下几点。

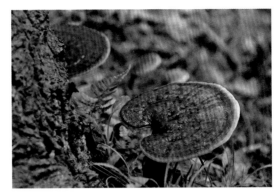

野生灵芝

抗肿瘤

许多专家学者的研究证实，灵芝多糖能预防肿瘤的生成和遏制肿瘤的扩散及生长。上海药物研究所通过大量的实验提出一种新的抗癌机制，就是端粒酶论。灵芝的提取物能使癌细胞端粒酶失去存活的条件，促进癌细胞自然死亡。

有关实验表明灵芝孢子油可有效抑制肝癌细胞株2的增殖，并诱导肝癌细胞的凋亡，抑制癌细胞的迁移，改变癌细胞表面Toll样受体的表达；同时，灵芝多糖还具有抑制肿瘤血管新生，使肿瘤细胞生长得以抑制的作用，以上种种说明了灵芝具有明显的抗肿瘤作用。

提高免疫作用

灵芝中的灵芝多糖是重要的免疫调节成分，可提高人体免疫活性。这是因为灵芝多糖可以增强免疫应答，并且通过激活磷脂酰肌醇激酶途径来抑制嗜中性粒细胞自发性的凋亡。

另外，灵芝多糖还可激活T细胞、B细胞、巨噬细胞、NK细胞等免疫细胞，促进白细胞介素的分泌，从而起到免疫作用。灵芝还可通过影响免疫细胞因子的合成与分泌进而影响免疫功能，并且可以增强体液免疫的功能，参与机体的抗感染机制。

延缓衰老

现代医学发现，灵芝可明显恢复衰老机体的功能，并且促进肝细胞合成血清白蛋白和肝脏蛋白质，促进骨髓细胞蛋白质的合成，促进骨髓细胞的分裂增殖，从而达到延缓衰老的目的。

有关实验表明，人们服用灵芝以后可保持水分，增加皮肤弹性，既能淡化色斑

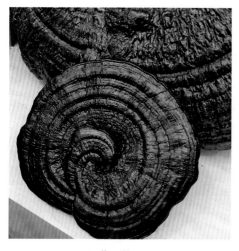

入药灵芝

也能细嫩肌肤。灵芝多糖的延缓衰老作用还表现在能提高DNA多聚酶的活性，从而促进免疫细胞DNA合成和细胞繁殖，起到延缓衰老的作用。

保护内脏

实验研究表明，灵芝可以增加胃黏膜血流量和胃壁黏膜液的分泌量，从而起到对胃黏膜损伤的保护作用。

灵芝还可以促进肝脏对药物、毒物的代谢，对于中毒性肝炎有确切的疗效。尤其是慢性肝炎，灵芝可明显消除头晕、乏力、恶心、肝区不适等症状，并可有效地改善肝功能。灵芝的提取液还具有强心作用和对心肌缺血的保护作用，这可能与灵芝可以扩张冠状动脉，增加冠脉血流量，改善心肌微循环，增强心肌氧和能量的供给有关，因此灵芝可广泛用于冠心病、心绞痛等的治疗和预防。

防治神经系统疾病

灵芝还能调节人体神经，它能安神也能镇静，可以提高人体神经细胞的活性，能预防神经衰弱，也能减少失眠、焦虑以及健忘等不良症状发生。

除上述药理作用外，灵芝还对由睾酮诱导的前列腺增生具有抑制作用，并且可以取代胰岛素抑制脂肪酸的释出，从而改善血糖、尿糖等症状。

更多精彩内容
请扫码收听

综上所述，灵芝有多方面的药理活性和功效。并且随着营养学的发展，人们逐渐把对灵芝从药用发展到食用中来。纵然说近些年在一些直销和保健品公司过分夸大下，灵芝产品被炒作的比较过头，但是其卓越的作用是不可掩盖的。

另外，利用现代生物技术做出的灵芝破壁孢子粉更有利于人体对有效成分的吸收，服用起来也比较方便。因此建议大家不要等到患癌了才想到灵芝，而要在日常生活中也食用一些。

药食同源之罗汉果

罗汉果是大家比较熟悉的一味中药材，也是国家首批批准的药食两用材料之一。罗汉果在我国已经有300多年的种植历史，主要产于广西壮族自治区永福和龙胜，中国90%罗汉果产于这两地。罗汉果含有丰富的维生素C、蛋白质、糖苷、葡萄糖、果糖等多种营养成分，因此也被人们称为"神仙果"。

中医认为，罗汉果味甘性凉，归肺经和大肠经，有清热解暑、润肺化痰、凉血舒骨、生津止渴的功效，适用于肺热或肺燥咳嗽、百日咳及暑热伤津等症状，此外还有润肠通便的功效。

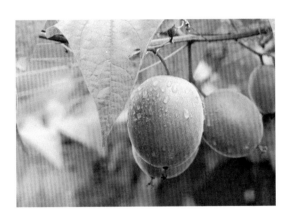

生长在树上的罗汉果

相传，在很久以前，广西某地有一个古老的瑶寨，寨中有一位姓罗的樵夫。因为父亲早逝，他和母亲相依为命。一年秋天，樵夫的母亲患了风寒症，整天咳喘不已。樵夫看在眼里，痛在心上，但是家中一贫如洗，一日两餐尚难保证，根本没钱请郎中诊治。无奈，他只好更加辛劳地上山砍柴，希望以卖柴所得为母亲治病。

一天清晨，樵夫又和往日一样，空着肚子，早早地就上山砍柴。在一片密林中，他挥刀砍啊砍啊，一不小心，他砍中了一个马蜂窝。樵夫躲闪不及被硕大的马蜂蜇中，不一会便感到心悸气促、头晕目眩，樵夫强忍着剧痛跟跟跄跄向山下走去。过了好长时间，樵夫实在走不动时便在一片青藤下休息，忽然飘来一股香气。

樵夫一看茂密的青藤上结满了一只只不知名的像葫芦一样的野果。便摘下一只咬了一口，没想到这野果不仅香甜可口，而且清凉怡人。更为神奇的是果汁滴落在马蜂蜇的伤口之后，疼痛立即减轻，于是他干脆把果汁往伤口上涂。没过多久，伤处红肿疼痛消失，仿佛未曾被马蜂蜇过一般。樵夫大喜，便摘了好多野果带回家

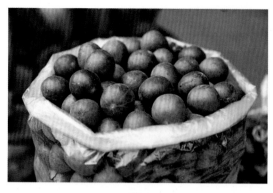

罗汉果

中，给患病的母亲吃。

母亲吃了这种野果后，没几日咳喘有所减轻，一个月后竟不治自愈。后遇一位郎中行经此地，闻听此事后便在樵夫的带领下上山采摘野果。经过多人反复试用，发现此果具有清肺止咳、化痰平喘之功效。由于樵夫姓罗，郎中名汉，后人便把这种野果称之为"罗汉果"。

根据现代营养学研究，罗汉果的核心功能成分是罗汉果糖苷，它是一种天然的高倍甜味剂，甜度是蔗糖的300倍；另外还含有D-甘露醇、果糖、氨基酸、黄酮等。其微量元素包括锰、铁、镍、硒、锡、碘、钼等26种无机元素。干果中的蛋白质含量也在7.1%～7.8%。在它的水解物中，除色氨酸未被测定外，18种氨基酸齐全。在测定的氨基酸中，含量最高的谷氨酸，每千克达110毫克。谷氨酸是人体中需要量最大的非必需氨基酸，是合成谷胱甘肽的重要原料。可见，罗汉果的营养真是非同一般!

罗汉果还有哪些功效呢?

清热止咳

罗汉果性凉，首先归肺经，是一种具有清热功效的中药材；同时它含有的D-甘露醇，有止咳作用，对于肺热咳嗽有一定的缓解效果。

辅助降血糖

现代医药学研究发现，罗汉果含有丰富的糖苷，可以用来辅助降血糖。中医也认为，糖尿病是燥热伤津导致的消渴病，罗汉果清热解燥、生津止渴，可以作为辅助治疗且作用颇大。

美容养颜

中医认为罗汉果能益寿延年，西医学也认为，罗汉果对延缓衰老有一定的作用。罗汉果延缓衰老作用主要得益于其中丰富的维生素C，可以起到抗氧化作用，同时清除体内多余的氧化自由基，达到美容养颜之功效。

瘦身减肥

罗汉果热量很低，而且含有大量的膳食纤维，是体重控制人群的好选择。

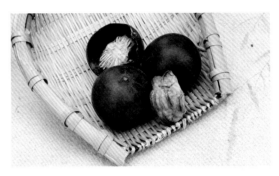

关于罗汉果的食用方法非常之多，可以鲜食，可以煎水，也可以和雪梨、百合等配合使用。最简单的方式就是直接泡水喝，泡的时候可以把罗汉果敲碎，尽量用开水冲泡或者直接在锅里煮一下，这样更有利于果实里面的营养成分释放。

罗汉果

一般一颗干罗汉果可以泡500～800毫升水，可以一直泡到水的颜色变淡。对于长期吸烟、饮酒，或者从事教师、广播员等讲话比较多的职业的人群，更应该常备一些罗汉果，能够有效预防和治疗慢性咽炎、急性支气管炎、声音嘶哑、咽干口渴等。

对于糖尿病患者却又喜欢甜味的，可以用罗汉果提取物罗汉果糖苷来替代蔗糖，不仅可以满足口感，还可以辅助降低血糖，达到一举两得的效果。

更多精彩内容
请扫码收听

药食同源之人参

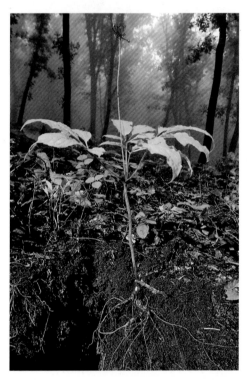

野生人参

人参在中国可谓人人皆知的补品，中国人对人参甚至有一种迷信般的热爱。在许多中国人看来，人参是可以起死回生、延年益寿的仙药，具有包治百病的神奇功效，也被誉为"百草之王"。

人参是五加科植物人参的根，属多年生草本植物。人参性味甘、微苦、微温，归脾经和肺经。可大补元气、健脾益肺、复脉固脱、益智安神、生津止渴。《本草经疏》称："人参能回阳气于垂绝，却虚邪于俄顷……益真气，则五脏皆补矣……真气充实，则邪不能容。"李时珍说：人参根如人形，有神（即有灵性），谓之神草，至于野山参则更是难觅的名贵中药。

中国最早有关人参药用的记录，始见于秦汉时期的《神农本草经》。东汉末年的张仲景在《伤寒论》中说，人参"主治心下痞坚，旁治不食呕吐等"。后来南朝《名医别录》、唐代《药性本草》、宋代《诸家本草》、元代《用药法象》等历代医书，对人参的药用功能都有提及。

至明人李时珍编纂《本草纲目》，声称"人参治男妇一切虚症"，包括"发热自汗、眩晕头痛"，及"痃疾、滑泻久病"等，人参逐步从普通中药材中"脱颖而出"，登上"神药"的地位。

明代以前，中国人吃的人参，主要产于上党地区（今山西长治），被称为"上党参"；其次是"辽东"地区（今辽宁西部）的"辽东参"（又称"辽参"）。

当时，人参只被视为一种普通食材、药材。唐宋八大家之一苏东坡有两封书信提及人参。一次是在给朋友王定国的信中说："必欲寄信，只多寄好干枣、人参为望。如无的便，亦不须差人，岂可以口腹万里劳人哉。"在给章质夫的信中又说："万一有南来便人，为致人参、干枣数斤，朝夕所须也。"对苏东坡而言，人参和干枣一样，是作为日常满足"口腹"之欲的食品，动辄托人顺路带上"数斤"，同时一个侧面也说明这种食品在当时确实不会太贵。

人参价格也很能说明问题。直到明代嘉靖年间，人参一直是一种很低廉的商品，一斤人参只要白银一钱五分。

万历年间，参价上涨至约每斤三两白银。按照《本草纲目》（成书于万历年间）的说法，价格上涨的原因，是上党的采参业没落，市场上只剩下来自辽东的人参。至崇祯时，参价已高达到每斤十六两白银。

清代《浪迹丛谈》中关于"参价"说："乾隆十五年，应京兆试，恐精力不支，以白金一两六钱易参一钱，廿八年，因病服参，高者三十二换，次亦仅二十五换，时已苦难买，今更增十余倍矣。"这里算下来需要二三百两银子才能买到一钱（约3克）野山参，当时参之贵重，于此可见。

人参的确是一种神奇的植物，它不仅根如人形，叶子也与众不同，它会给自己数年龄。第一年生的，出来三个小叶，当地人叫"三花"，就是一片叶子上有三瓣；两年生长出一个复叶，叫"巴掌"，就是一片叶子上有五瓣，看起来像个手掌；三年生两个复叶叫"二甲子"，四年后生三个复叶，叫"灯台子"，人们就是用这样的

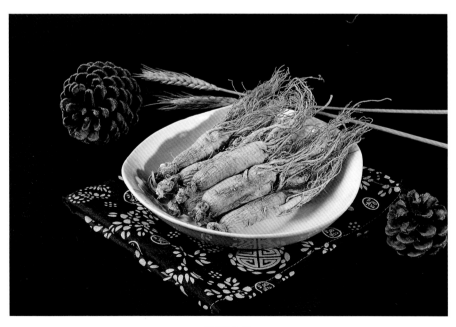

药用人参

办法来识别人参生长的年份。一般种植的园参都不超过6年，也就是只会长到6片叶子。超过6年的野山参，也会从最初生长的叶子重新开始轮回。越老的野山参越珍贵，所谓"七两为参，八两为宝"。

采参也有许多讲究。人参喜阴凉，混在杂草中不容易被认出。秋天时，人参结出红红的果子，就比较容易辨认了。每到秋天，挖参人就搭伙进山，他们叫"赶山"。发现了人参，要先报告"把头"（领队），"把头"带领大家"喊山"，然后用红绳子系住人参的茎。采参人认为，人参是有灵性的，称为人参娃娃（或称为"棒槌"而避讳叫参），不喊不系它会跑掉的。

一套仪式做完，开始用专门的挖参工具挖参，细心地将参连细须完整挖出（挖参人叫抬出来），然后用苔藓包好再包上桦树皮。最后还要将人参的籽丢在附近，以便将来再长参。采挖所有中药的过程中，唯有人参最为神秘、庄重、复杂，人参所附带的重重神秘，让古人对它怀有独特的心情。当然现在野山参资源已濒临灭绝，国家已列入保护不准再采挖了。

人参的炮制非常复杂，也分很多种类。如直接晒干的叫生晒参，煮沸的冰糖水里"焯"过的叫白糖参，蒸过的为红参，还有鲜参。人参头也叫参芦，是一味催吐药。人参身、须属于补气类中药，参须药力薄，入药主要用参身。

说了这么多，人参的作用到底有哪些呢？传说归传说，现代医学怎么来定论？

国家《药典》记载人参："大补元气，复脉固脱，补脾益肺，生津，安神。用于体虚欲脱，肢冷脉微，脾虚食少，肺虚喘咳，津伤口渴，久病虚赢，惊悸失眠，阳痿宫冷；心力衰竭，心源性休克。"

现代研究证实，人参含有丰富的皂苷、多糖以及多种氨基酸、多肽等营养物质，可明显提高细胞免疫功能，调解机体免疫失衡状态，提高大脑、心脏、血管的抗病能力，对中枢神经系统和内分泌系统均有良好的保健作用，并对增强智力、体力和延缓衰老具有一定功能。具体应用如下。

用于急救

以前，人们说人参可用来"吊命"，就是患者到了命悬一线时，灌以人参汤，常能转危为安或多挨几天。患者阳气濒绝，用"独参汤"或

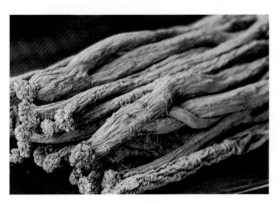

食用党参

人参加上附子的参附汤，可以回阳救逆。实验证明大剂量的人参（15 ～ 50克）煎服或炖服，或以人参注射液（每毫升含生药0.57克）2 ～ 4毫升肌内或静脉注射，可用于心源性休克的急救，或其他极端垂危的患者。人参与附子合用可以救治亡阳虚脱。

治疗心血管系统疾病

人参对于高血压病、心肌营养不良、冠状动脉硬化、心绞痛等，都有一定的治疗作用。人参对不正常的血压具有调整作用，小剂量能升高血压，大剂量能降低血压。

辅助抗癌

人参对于肿瘤患者的益处在于：一是人参含丰富的皂苷、多糖、烯醇类物质，实验证实对抑制肿瘤有一定的作用；二是人参三醇及人参二醇对X线照射引起的损伤及骨髓有一定保护作用；三是人参对增强体质及中晚期肿瘤患者有扶正支持作用，对维护和提高生活质量、延长寿命有好处。

治疗神经衰弱

人参对神经系统有显著的兴奋作用，能提高机体活动能力，减少疲劳；对不同类型的神经衰弱患者均有一定的治疗作用，使患者体重增加，消除或减轻全身无力、头痛、失眠等症状。

人参作为一种滋补药物，对人体许多重要的生理活动都有双向调节作用，但使用必须适量，过量服用则往往适得其反。人参不可滥用、久用、过量用，实证、热证、正气不虚者不用。误用人参可致胸膈胀闷、厌食、出血、头痛、烦躁，儿童可致性早熟。

人参与茶、萝卜及中药藜芦、五灵脂、皂荚不可同用。中医学有"少不用人参"之说。西医学也证实，人参具有促进性腺激素分泌的作用，可导致儿童性早熟。

人参的品种有很多，品质也参差不齐，要学会分辨。人参的鉴别只需记住简单三点：

一是味道要足。人参本身味道是种特殊的甘苦味，味道足通常意味着有效成分含量高。

二是芦碗多。大家都知道人参长得多年的好，无论是林下参还是园参，每年地上的苗都会枯萎一次，枯萎的时候自然在茎基上就有个坑。但是第二年还得长苗，就从旁边发芽，接着第三年、第四年，茎基上就有越来越多的小坑。数数多少个坑，就知道是几年的了。

三是腿少，肤色均匀。这个主要针对现在市面上最多的生晒参，也就是园参。

更多精彩内容
请扫码收听

园参一般2～6年就出产了，跟种萝卜一样，挑根大的，侧根少的，因为侧根会分散营养，减少有效成分积累。还有就是肤色要均匀，少疤和色斑。说明种植的环境和营养成分相对比较稳定。

关于"百草之王"人参，我们来总结一下："大补元气属人参，益肺健脾能生津。莫道补品处处好，药不对症也害人。"个人觉得人参的食用不像其他药食同源的品种，还是要少用和慎用。

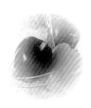

药食同源之菊苣

菊苣，对于大多数人来说是一个比较陌生的词，生活中也很少人能够接触到它。菊苣也被称作苦苣，是菊科的一种多年生草本植物。菊苣是1982年被卫生部列入药食同源名录的，和其他药食同源的植物不同的是，菊苣在我国的种植和使用比较少，是一种鲜为人知的药食同源食材。

菊苣原产于欧洲南部，现在分布于欧洲、北美及澳大利亚，我国河北、西北一带有少量种植。菊苣作为食材被人工栽培的历史较长，可以追溯到公元前2000

多年以前古埃及时期，古罗马诗人贺拉斯曾在一篇描写饮食的诗歌中写道："橄榄与菊苣，我最热爱的食物。"

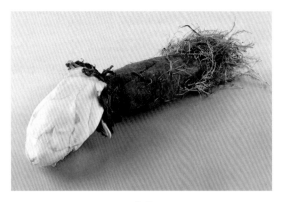

菊苣

菊苣在中国的记载并不多，在东北满族地区被称为硕参。《中国民族药志》记载菊苣在维吾尔族入药使用，可"清热解毒，利水消肿，健胃。主要用于肝火食少，肾炎水肿，胃脘湿热胀痛，食欲不振"。《新疆中草药》记载："清热，利尿，利胆，消炎。主治黄疸型肝炎，急性肾炎，气管炎。"

菊苣的营养价值被充分认识和利用也是近些年的事，在我国规模化种植也只有20多年的时间。菊苣浑身都是宝，经软化栽培的菊苣芽孢菜非常清脆爽口、余味微苦，在欧美作为一种高档果蔬食用。菊苣叶富含酒石酸、粗纤维。尤其菊苣的根茎，富含一种名为"菊粉"的天然多糖，这种多糖普遍存在于菊科植物之中，但菊苣中的含量却最为丰富。

菊粉主要是以胶体形态含于细胞的原生质中，是一种出色的水溶性膳食纤维。2007年，卫生部公告批准菊苣提取的多聚果糖列为营养强化剂；2009年，卫生部将以菊苣为来源提取的菊粉列为新资源食品。

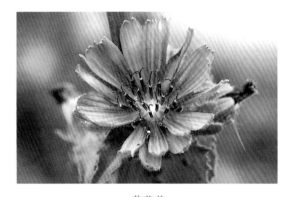

菊苣花

经提取加工后的菊粉可供药用和食品营养强化使用，主要成分是低聚果糖和水溶性膳食纤维。菊粉添加到面包、牛奶、酸奶、咖啡、饮料等食品中，可以改善食品的风味和质构，强化膳食纤维，提高食品的附加值和健康功能。此外，菊粉还能增加人体内的双歧杆菌因子，减少肝脏毒素，提高机体免疫力，平衡血脂、血糖和促进矿物质的吸收。

有数据表明，70%的人群饮用10～20克菊粉后仅需2小时就会有肠道蠕动感，临床研究表明200位便秘患者每天服用10～20克菊粉后3～5天可痛快排便。服用31～50天更可促进肠道菌群平衡。北京协和医院临床实验表明，受试者在服用菊粉4周后空腹血糖、糖化血红蛋白、胰岛素抵抗指数同对照组相比显示降低趋势。

菊粉作为一种优良的水溶性膳食纤维，具备了膳食纤维大多数的特点。菊粉最大的特点应该在于其益生元的作用更强，众多临床研究表明，菊粉在肠道内发酵后会产生大量短链脂肪酸，可以有效促进肠道内有益菌的增殖，从而对糖尿病、肥胖等一系列慢性病产生积极的影响。

随着科技的发展，菊苣在我国的开发和利用将会越来越广泛。在中国膳食纤维协会的推动下，菊粉的相关国家标准和检测方法都已建立和完善，未来大家可能有更多的机会能够接触到菊苣和菊粉。

更多精彩内容
请扫码收听

其实除了菊苣之外，我国还有一种类似菊苣的农作物叫菊芋，俗名叫洋姜。这个在我国西北等地种植比较广泛，很多地方有用洋姜腌咸菜的习惯。洋姜的菊粉含量仅次于菊苣，所以大家可以在没有条件吃上菊苣的情况下，食用菊芋也是一个不错的选择。

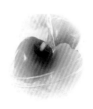

药食同源之肉苁蓉

肉苁蓉这名字乍一听好像是什么肉类似的，实际上也是一种植物。肉苁蓉为列当科植物苁蓉的肉质茎，是多年生草本。

肉苁蓉是一种非常神奇的植物，为什么说它神奇呢？因为它是完全寄生的，它自己没有根，也不进行任何光合作用，它靠吸取寄主的水分和营养为生。荒漠肉苁蓉寄生在梭梭树的树根部，管花肉苁蓉寄生在红柳树的根部。

肉苁蓉也是"中华传统九大仙草"之一，是名贵的中药材，具有极高的药用价值，素有"沙漠人参"之美誉。李时珍在《本草纲目》中是这样解释肉苁蓉名字的由来的:"此物补而不峻,故有从容之号。从容,和缓之貌。肉苁蓉性温,味甘酸咸,质润多液。入肾、大肠经。具有补肾、益精、润燥、润肠的功效。"

肉苁蓉是一个濒危物种,生长在我国西北的沙漠地区,主产于内蒙古、甘肃、新疆、青海等地,这些地区干

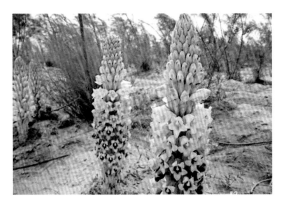

生长中的肉苁蓉

旱缺水,昼夜温差大,光照充足,这种环境中生长的植物具有耐旱、抗寒、甜度高的特性。也正是这些生物特性决定了肉苁蓉的性能与功用特点——味甘能补。

肉苁蓉在我国已有悠久的历史,古代医书关于肉苁蓉的记载数不胜数。最早始载于我国第一部本草专著——《神农本草经》中,并被列为上品。书中说肉苁蓉"味甘微温,主五劳七伤,补中,除茎中寒热痛,养五脏,强阴,益精气,妇人癥瘕"等症。《本草经疏》记述:"肉苁蓉,滋润补精血之要药……久服则肥健而轻身,益肾肝补精血之效也。"

《本草汇言》中也说:"肉苁蓉,养命门(系指生命之门,它是人体产生热能的发源地,与性功能和生殖系统以及人体的五脏六腑密切相关),滋肾气,补精血。此乃平补之剂,温而不热,补而不峻,暖而不燥,滑而不泄。"

归纳古代医学家的经验,可以说肉苁蓉是一味非常好的补肾壮阳、增强性功能的药物。其特点可以概括为:通补同体而以补为主,补乃益肾,通以润肠;既能补阴又能补阳;补而不峻,通而不猛,功如其名,从容和缓。

据现代科学研究表明,肉苁蓉主要含有列当素、酵素、糖类脂肪、微量生物碱和结晶性中性物质,是一种良好的滋补强壮药。肉苁蓉中所含成分非常丰富,可分离出150多种化合物,包括32个新的化合物和17个新的多糖。

大量的药理研究表明,肉苁蓉具有多方面的药理作用。其中最主要的功效集中在以下几个方面。

补肾壮阳

肉苁蓉味咸入肾经,故其补肾作用明显。肉苁蓉温补肾阳的特点非常突出,补肾阳的药多比较温燥,用之不当便会伤阴生火。而肉苁蓉不但无此副作用,反而因

其性质滋润而能补益精血，不但能用于肾阳虚，同时也能用于肾阴虚。

肉苁蓉含有丰富的生物碱、结晶性的中性物质、氨基酸、微量元素、维生素和矿物质等成分。对肾脏和性器官都有极大的补益效果，对阳痿、早泄效果明显，并可有效提高精子活力和质量。对女性月经不调、闭经、不孕等疾病也有很好的调理作用。

提高免疫力

实验证明，肉苁蓉水提取液给小鼠灌胃，能显著增加脾脏和胸腺的重量，并能明显增强腹腔巨噬细胞的吞噬能力。肉苁蓉中丰富的多糖，能兴奋垂体、肾上腺皮质，调节机体免疫功能。

润肠排毒

肉苁蓉泡酒

中医认为肉苁蓉入肾和大肠经，补肾助阳以润燥通便。肉苁蓉类药物的水煎剂具有明显的通便作用，可改善肠蠕动，缩短排便时间。对老年人习惯性便秘、体虚便秘和产妇产后便秘疗效显著。

延缓衰老

实验证明，肉苁蓉可使小鼠红细胞超氧化物歧化酶（SOD）的活性明显增强，使小鼠心肌脂褐质含量明显降低。对果蝇的试验也显示，可以延长果蝇平均寿命和最高寿命。肉苁蓉水煎剂给小鼠灌胃，能显著升高红细胞膜和多种酶的活性，达到延缓衰老的作用。我国阿拉善盟查干希热跻身世界长寿之乡，也与当地居民的饮食结构有关，其中两点就是这里的人们炖羊肉的时候习惯放入肉苁蓉，还有经常饮用自家酿制的苁蓉酒。

保护肝脏

肉苁蓉具有保护缺血心肌、降血脂、抗动脉粥样硬化和抗血栓形成、降低外周血管阻力、降压、抗脂肪肝和抗肿瘤等多种药理活性。

　　临床上常以肉苁蓉为主，配伍其他药物治疗有关疾病，比较经典的配方多达几十种。在日本，很多人把肉苁蓉粉末和膳食纤维混合制成一种方便的粉剂食用，成为日本老年人一种非常流行的保健食品。比较简单的食用方法也有很多，比如用肉苁蓉鲜干片可直接泡水、泡酒、炖汤等，大家可以根据自己的生活习惯去选用不同的方法。

更多精彩内容
请扫码收听

药食同源之山药

　　山药古称"薯蓣"，是山中之药、食中之药，在《神农本草经》中被列为上品。《神农本草经》里记载："山药味甘温，补虚羸，除寒热邪气；补中，益气力，长肌肉；久服耳目聪明，轻身，延年。"

　　中医历来非常重视药材的出产地和加工炮制。所谓物"离其本土，则千周同而效异"，这也正是"橘生淮南则为橘，生于淮北则为枳"的缘由。地道的山药还是以河南焦作一带（也就是古代的怀庆府）的怀山药为最好，怀山药是四大怀药之一。

　　怀山药也叫铁棍山药，因山药上有像铁锈一样的痕迹，因故得名铁棍山药。铁棍山药又按地理位置和土壤的不同分为沙土和垆土两种铁棍山药。

　　相传上古时代，炎帝神农氏身患重病，为了医治，他带领部落将领、妻室家眷，跋山涉水，广走民间。在一个秋高气爽的季节行至怀川，看到绿叶如盖、秀丽奇绝的灵山（现在河南沁阳市神农山）时，大发感叹："真乃神仙福地，药山矣！"遂在此辨五谷、尝百草，登坛祭天，终得四样草根花蕊和水服之，不日痊愈。又令山、地、牛、菊四官护值，因人而得名"山药、地黄、牛膝、菊花"。这也就是后

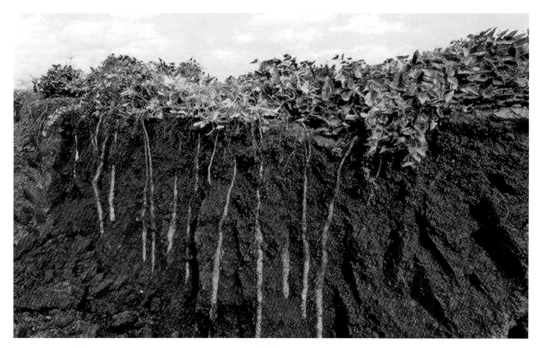

长在地里的山药

人所传"四大怀药"的最早起源。而今焦作境内的沁阳市神农坛风景区的老君洼一带还保留有"山药沟""地黄坡""牛膝川""菊花坡"等古地名。

有史料表明，公元前734年，卫桓公举四大怀药向周王室朝贡，周王室用后大悦，赞其为"神物"。从此"四大怀药"成为历朝贡品，一直到清代还岁岁征收。

1962年，国家从《本草纲目》记载的1892种中草药中优选出44种作为"国药之宝"，四大怀药位列其中。

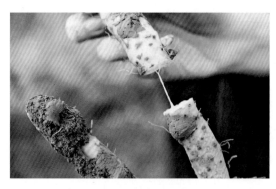

刚挖出来的新鲜山药

山药是一味珍贵的中药材，被历代医家所推崇，是药食兼用的良药佳肴。现代医学对山药也进行了研究，认为山药里确实含有很多对人体有益的营养成分。其中氨基酸就达到16种，同时还含有淀粉酶、胆碱、黏蛋白和自由氨基酸、碳水化合物、膳食纤维、维生素及碘、钙、磷等多种微量元素。

中医一般用山药入汤剂，也有时候会做成丸。比如说，在中医典籍《金匮要略》里就有一个方子叫薯蓣丸，就是以山药为主药做成的药丸。这个方子就是补人体虚损的。

铁棍山药究竟有什么功效和作用呢？

健脾益胃、助消化

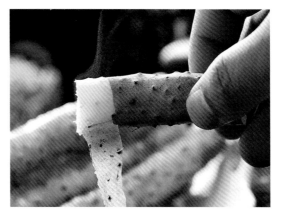

刚蒸出来的山药

山药味道甘淡，首先入脾经，可以增力气、长肌肉，因为脾主肌肉。山药含有淀粉酶、多酚氧化酶等物质，有利于脾胃消化吸收功能，是一味平补脾胃的药食两用之品。

滋肾益精

山药体质柔滑、液浓，入肾经。故益肾，滋养血脉，强志育神。《本草经读》说："山药，能补肾填精，精足则阴强、目明、耳聪。"唐代食医孟诜曾说："山药利丈夫，助阴力。"《本草求真》中指出山药"能治遗精不禁"。无论是阴虚火旺还是肾气不固均可以食用，如果能配合其他补肾固精食品，如芡实、莲子等一并服食，效果更好。

益肺止咳

山药皮黄肉白，入肺经。有润滑、滋润的作用，故可益肺气，养肺阴；既可切片煎汁当茶饮，又可煮粥喝，对虚性咳嗽及肺痨发烧、肺结核患者都有很好的治疗效果。

降低血糖

山药含有黏液蛋白和膳食纤维，对维护胰岛素正常功能有一定作用，可辅助用于治疗糖尿病，是糖尿病患者的食疗佳品。

预防帕金森综合征

山药里含有多巴胺，多巴胺就是大脑产生的用来传递信息的一种物质。帕金森病的患者，就是脑中多巴胺产生不足导致的。所以，防治帕金森病可以多吃山药。

增强免疫、延年益寿

山药中含丰富的DHEA（青春因子），是人体生命活动中非常重要的一种活动物质，DHEA的主要保健功效是延缓衰老和增强免疫功能。

民间关于山药的传说和段子实在太多，我们就不去赘述了。但是仅从怀山药种植1年之后5年不能再重茬，也就是需要用其他作物轮种，帮助恢复地力，可见山药吸天地之精华，又多么来之不易啊！因此建议体质虚弱的人要多吃山药，并且优选河南焦作一带产的怀山药。有机会的人也可以在秋季霜降之时到河南焦作看一看山药是如何在地下1米多深生长的。

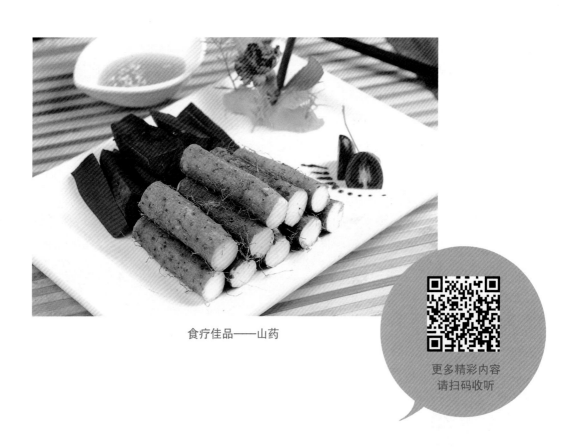

食疗佳品——山药

更多精彩内容
请扫码收听

药食同源之天麻

天麻是兰科植物天麻的根茎。多年生寄生草本，它没有根，也没有绿色叶片，因此天麻既不能从土壤中直接吸收水分和无机盐供植株生长，也不能利用太阳光进行光合作用为自己制造有机养分。

它的寄主为白蘑科蜜环菌，属真菌蜜环菌。在《神农本草经》中天麻又名"鬼督邮"。李时珍释曰："鬼督邮以功为名。"督邮，原为汉代的一种官职，专门负责督察下属县的违法之事。

古时候，几乎所有的神经和精神疾病，如西医学所称的癫痫、精神分裂症、抑郁症、神经衰弱等，都被认为与鬼有关，统称为"鬼病"。李时珍称鬼督邮"专主鬼病，犹司鬼之督邮也"。《本草纲目》称其主"杀鬼精物，蛊毒恶气"，所以有"鬼督邮"之名。

天麻主产于我国云南、贵州、四川和陕西一带，是古今医家常用的名贵中药，

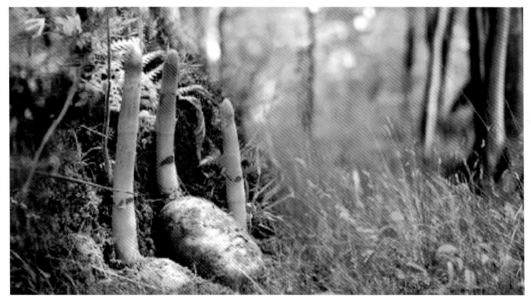

野生天麻

至今已有3 000多年的应用历史。在我国，天麻已入药1 000多年了，民间一直传言，天麻是二郎神为惩治九头鸟而射下的定风神箭，故又有"神草""赤箭"之称。

《神农本草经》将其列为上品，《本草纲目》记载："赤箭辛，温，无毒。久服益气力，长阴肥健，轻身增年，消痈肿，下肢满，寒疝下血。主诸风湿痹，四肢拘挛，小儿风痫，惊气，利腰膝，强筋力，助阴气，补五劳七伤，通血脉，开窍，服食无忌。"

《中国药典》记载天麻性甘、平，归肝经。具有息风止痉、平肝潜阳、祛风湿、止痹痛的功效，善治肝风内动、惊痫抽搐、肝阳上亢、眩晕、头痛、肢体麻木、风湿痹痛。《药性本草》称天麻能"治语多恍惚，善惊失志""治风虚眩晕头痛"。

明代著名中医药学家李时珍还曾说过："补益上药，天麻第一，世人止用之治风，良可惜也。"这说明天麻不仅能治风定惊，而且还有助阳气、通血脉的作用，可用于五劳七伤，久服益气力。

近代临床研究表明，天麻所含的天麻多糖可增强机体的免疫功能。天麻素，具有镇静、抗惊厥、降血压、抗心肌缺血等药理作用。天麻注射液能改善心肌和脑部营养血液量，提高机体耐缺氧能力，对治疗阿尔茨海默病（老年性痴呆），恢复老年人记忆，改善老年人脑部血液流通都有较好的疗效。

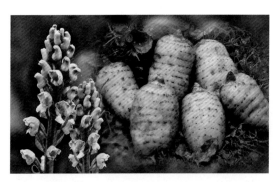

天麻

现代药理研究表明，天麻有镇静、镇痛、抗惊厥作用；能增加脑血流量，降低脑血管阻力，轻度收缩脑血管，增加冠状动脉血管流量；能降低血压，减慢心率，对心肌缺血有保护作用。

尺有所短，寸有所长，天麻主要的功效究竟是哪些呢？

首先是平肝息风。天麻入肝经，常用以治疗中风偏瘫、手足不遂、口眼歪斜、肢体麻木、筋骨疼痛、风湿性关节炎、用脑过度、神经衰弱、失眠、四肢拘挛、阿尔茨海默病、帕金森病等病症。

其次是祛风止痛。天麻质润多液，能养血息风，可治疗血虚肝风内动的头痛、眩晕，亦可用于小儿惊风、癫痫、破伤风。天麻适合用于内风所致的头晕。

内风引起头痛的三种类型：① 肝阳上亢型：表现症状为头痛头晕同时出现；② 痰浊中阻型：表现症状为经常感觉头偏沉；③ 肾虚患者，表现症状为头痛头晕同时伴有记忆力减退的症状。

近年来，国内外学者对天麻的化学成分进行了较为系统的研究，揭示了天麻中主要含有酚类及其苷、有机酸类、甾醇类、含氮类以及多糖类化合物，还含有多种氨基酸以及人体所需要的微量元素。目前报道较多的除了天麻素和酚类成分以外，就是对天麻多糖的研究。

天麻多糖有免疫活性。天麻能提高人体耐缺氧能力，对高温、高海拔地区作业人员具有保护作用。天麻对炎性早期的渗出和肿胀有抑制作用，对免疫功能也有促进作用。天麻中多种有效成分还具有镇咳祛痰和促进胆汁分泌等作用。

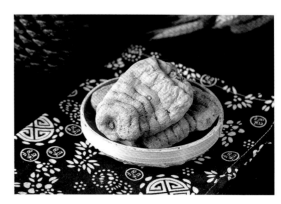

天麻

此外，天麻还有镇痛、改善学习记忆、延缓衰老、镇静、抗肿瘤、降血压、明目、增智等作用。

事实上，天麻为治风的要药，补益之力较弱，也不能治疗一切的头痛或眩晕。我们都知道造成头痛、眩晕的原因有许多，按照传统的中医理论，肝阳上亢、气血亏虚、痰浊中阻、气滞血瘀等病机都会导致头痛或眩晕，另外从西医的角度讲，高血压、贫血、颈椎病、梅尼埃病等也会引起头晕。

因此，不加以辨证论治，盲目地服用天麻，会引起机体的不适反应。如外感头痛头晕时，此时脾胃系统本就虚弱，就不宜使用天麻。《本草纲目》云"久服天麻，遍身发出红丹"，《本经逢原》亦云"天麻性虽不燥，毕竟风剂，若血虚无风，火炎头痛，口干便秘者，不可妄用"。

可见，长期服用天麻，导致体内成分蓄积，会引起不良反应。津液虚少、血虚、阴虚者及儿童、孕妇都应慎用天麻。使用天麻出现头晕、恶心、胸闷、心跳或呼吸加快、皮肤瘙痒等症状，应停止服用，严重者应及时去医院就诊。

《本草衍义》记载"天麻须别药相佐使，然后见其功"。故临床上一般不建议单独使用天麻，需与其他中药配伍应用。自古医家有许多经典的方剂，如天麻钩藤饮加减可治疗肝阳上亢，高血压头晕；半夏白术天麻汤加减治疗风痰上扰所致的眩晕（梅尼埃病）；亦有中成药天麻杜仲丸治疗风湿痹痛、肢体麻木等。天麻含有挥发性成分，不宜久煎，一般用量为3～10克。或将天麻研磨成粉，一次为1～1.5克，温开水送服，既能保证疗效，又能减少天麻的用量，是个一举两得的选择。

天麻的鉴别

学会鉴别天麻的品质，以防服用假冒伪劣之品，有害身体健康。正品天麻一端有残留茎基（习称"鹦哥嘴"或"红小瓣"），另一端有自母麻脱落后的圆脐形瘢痕，表面黄白色或淡黄棕色，有纵皱纹及由潜伏芽排列而成的多轮横环纹。野生天麻外观颜色深暗，麻体瘦削。

更多精彩内容
请扫码收听

人工培植因养料充盈，块茎肥大色浅。目前临床使用的天麻以栽培者较多。天麻的冬季采挖者称"冬麻"，质量上乘，质地坚实沉重，断面有光泽，呈半透明，无空心。春季植物抽芽时挖出者为"春麻"，断面色晦暗，有空心，质量较差。市场上常把人工栽培的春天麻当成野生天麻销售，要注意区别。

药食同源之铁皮石斛

对于铁皮石斛大家都耳熟能详，但是因为价格不菲可能经常食用的不多。铁皮石斛之所以被炒作得那么厉害，也跟它的出处有关，毕竟人家是古代"中华九大仙草"之首。

"中华九大仙草"是唐代开元年间《道藏》一书记载的，它们分别是铁皮石斛、天山雪莲、三两重人参、一百二十年何首乌、花甲茯苓、苁蓉、深海珍珠、深山灵芝和冬虫夏草。这些一看都是稀缺之物，不是轻易就能买到的。铁皮石斛作为九大仙草之首，主要得益于它调理阴虚的作用。

中医讲"阳虚易治，阴虚难调"，铁皮石斛的滋阴效果是最好的。在历代的名医当中，比如华佗、张仲景、孙思邈、李时珍等都用铁皮石斛入药。

铁皮石斛是兰科草本植物，味甘，性微寒。石斛这两个字该如何解释呢？"斛"是中国旧量器名，也是容量单位，一斛为十斗。"石"是我国旧时市制容量单位，一石为120市斤（60千克）。这两个字均是量器，合起来应是：如石之重，如斛之容，这是古代医者对铁皮石斛价值的肯定。

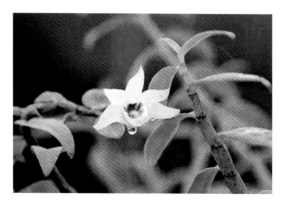

铁皮石斛

中医学对石斛有各种称呼，上古扁鹊称"金钗石斛"，传说是王母娘娘头上金钗掉落人间所化；东汉张仲景称之为"蜀中石斛"，又称"铁皮石"；三国华佗称石斛为"枫斗"；《黄帝内经》称"灵兰"；《神农本草经》称"林兰"。

铁皮石斛分布于中国安徽大别山、浙江东部（宁波鄞州区、天台、仙居）、福建西部（宁化）、广西西北部（天峨）、四川、云南东南部（石屏、文山、麻栗坡、西畴）。在九大仙草之中，铁皮石斛还有一个特点，就是不沾地气。也就是它不是在土里生长的，而是长在悬崖峭壁的石缝，或者古树之上，靠吸收阳光雨露生长。

铁皮石斛是石斛中药效最佳的一种，富含的多糖及石斛碱都是其他品种石斛的数倍。正宗铁皮石斛表皮为铁绿色，并有明显黑节，看似锈迹一样。横面切开可看到明显胶质。优质的铁皮石斛枝条含有较多的活性多糖、石斛碱及微量元素。

铁皮石斛的多糖含量一般为30%～40%。当然，现在野生的铁皮石斛已经非常少，也被列为国家重点一级保护植物。因此只能是人工模拟野生生态环境和温湿度，实现仿野生种植。经过科学的研究，部分人工仿野生种植的铁皮石斛品质也能够达到非常优良的标准。

铁皮石斛虽贵为九大仙草之首，但我们还是主张要客观理性地看待它，避免把它过于神化。铁皮石斛到底有哪些功效呢？

《神农本草经》记载铁皮石斛"主伤中、除痹、下气、补五脏虚劳、羸

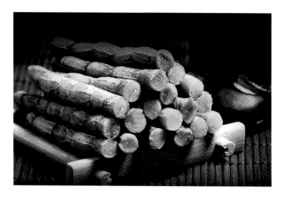

铁皮石斛

瘦、强阴、久服厚肠胃"。《本草纲目》称铁皮石斛有"强阴益精、厚肠胃、补内绝不足、轻身延年"之功效。五代十国时期《日华子本草》上说铁皮石斛："治虚损劳弱，壮筋骨，暖水脏，益智，平胃气，逐虚邪。"铁皮石斛能够治疗虚损和劳累所致的身体虚弱，健壮筋骨，温养肾脏，提高智力，并使虚弱的胃肠功能正常，达到补虚损的目的。

铁皮石斛的核心功效成分是石斛多糖，它可以增加体内 T 细胞和 B 细胞的活力，从而提高身体免疫力。同时，铁皮石斛对稳定血糖、降血脂、缓解失眠和促进胃肠健康、缓解便秘、明目都有很好的效果。女性朋友常吃铁皮石斛，能有效改善更年期症状，对美容养颜、延缓衰老有明显的效果。

另外关于铁皮石斛的吃法，我们主张吃鲜不吃陈。自古铁皮石斛入药就是用鲜品，新鲜的铁皮石斛没有加工过程，营养成分保留完好，也容易辨别真伪。用鲜石斛榨汁、煮汤、生吃都可以。

铁皮石斛干品一般就不好直接食用了，通常会煎水、煲汤等，药效基本和鲜品差不多。同时铁皮石斛还可以和桑椹、深山灵芝、肉苁蓉等配伍，其养血滋阴、平衡阴阳的效果更好。

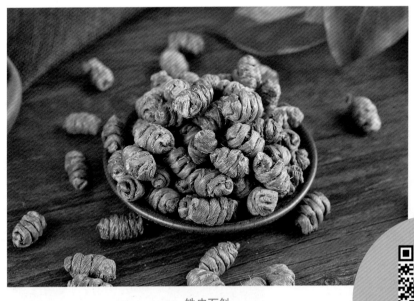

铁皮石斛

更多精彩内容
请扫码收听

药食同源之葛根

葛根是豆科植物的一种，是野葛或甘葛藤的干燥根。和其他豆科植物不同的是，葛根的根茎非常大，有的甚至超乎想象。2016年12月，安徽省广德县村民在山上采挖到5根巨型野生葛根。经过称量，最小葛根单重达90千克，比一般的成人还重，最大葛根单重达107千克。

2017年2月27日，河南省济源王屋山一山民在采药时挖出一野生葛根，长达5米，重约150千克，并且有好多个分枝，每个分枝都在1米以上，体型巨大，十分罕见。

葛根是南方地区的一种常用食材，葛根的根茎鲜食可以做菜，磨浆可以做成葛根粉，切片晾干可以做成葛根茶，深加工可以萃取葛根素。葛根除了淀粉丰富之外，核心的功能成分是黄酮类化合物，如葛根素、大豆黄酮苷、花生素等营养成分，还有蛋白质、维生素、膳食纤维和人体必需的铁、钙、硒等矿物质，是老少皆宜的药食两用补品，因此葛根有"千年人参"之美誉，民间也广泛流传"北有人参、南有葛根"的说法。

葛根性甘辛，味平，入脾经和胃经，功效主要体现为：升阳解肌，透疹止泻，除烦止渴。主治伤寒、温热头痛、烦热消渴、痢疾、斑疹不透、高血压、心绞痛、耳聋等症。

相传东晋升平年间，著名的道教理论家、医学家葛洪携弟子选取灵山秀水之地，铸炉炼丹，修炼道行。在炼丹过程中，有弟子不慎感染丹毒，出现毒火攻心、躯体红疹等症状。葛洪试用多种草药均不见效，令他寝食难安。一天夜里，他梦见三清教祖为他指点迷津："此山深处长有一青藤，根如白茹，渣似丝麻，取其汁液，可

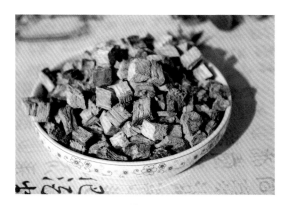

葛根粒

解丹毒。"

清晨醒来，葛洪独自前往大山深处寻找青藤，费尽一番周折后，终于找到一大片青藤，选取一棵碗粗的藤根掏了出来。回家后用锤敲碎，挤出白浆，煮熟了让弟子服下，没过几日弟子的病就痊愈了。从此以后，青藤汁能解毒治病的消息被传播开来。人们按照葛洪的指点，纷纷上山采挖青藤清热解毒、食用充饥，同时还大量采种繁殖，一时间青藤名声大噪，传遍大江南北。

此时，大家还不知道这种青藤叫什么名字，只知是葛洪发现了它，于是就将这青藤取名为"葛"，葛的根部则被称为"葛根"。

葛根主产于湖南、湖北一带，浙江、四川、广东、江苏、福建等地也有种植。葛根是一种生命力很强的植物，一般生长在荒坡、山岭等地，除了雨水过大的地区，大多数土壤都可以种植。

古代医书关于葛根的记载非常之多，早在汉代张仲景的《伤寒论》中就有"葛根汤"这一著名方剂，至今仍是重要的解表方。《本草正义》谓葛根"最能开发脾胃清阳之气"。唐代的《备急千金要方》中用葛根来解酒。

从现代药理学研究来看，葛根主要具有以下六大功效与作用。

扩张血管

葛根总黄酮和葛根素能改善心肌的氧代谢，同时能扩张血管，改善微循环，降低血管阻力，使血流量增加，故可用于防治心肌缺血、心肌梗死、心律失常、高血压、动脉硬化等病症。

解肌发表

葛根丙酮提取物可以帮助恢复体温，对多种发热有效。无论对于风热或风寒表证，均可使用。只发热不出汗者，可用葛根汤；项背紧痛，出汗怕风者，可用桂枝加葛根汤；以恶心呕吐为主，腹泻为其次，可用葛根汤加半夏；发热头痛，胸闷怕冷，四肢酸痛紧张等症状，可用葛根解肌汤。

解酒

葛根能解乙醇毒性，并能解酒后迅速排泄。可解酒后头痛脑涨、脸红等症状。

缓解乙醇在胃内吸收，保护胃黏膜。对饮酒过度后胃口不佳、呕吐等，有一定的改善作用。

降糖降脂

葛根素和膳食纤维有明显的降低血糖的作用，葛根所含的黄酮类化合物有降血脂作用，能降低血清胆固醇，降低三酰甘油，用于治疗高血糖、高脂血症。

升举阳气，止渴止泻

葛根轻清升散，药性升发，鼓舞机体正气上升，津液布行。故常用于治疗内热消渴，麻疹透发不畅，腹泻、痢疾等病症。

养颜护肤

葛根黄酮具有改善雌激素分泌的作用，可促进女性养颜，尤其对中年妇女和绝经期妇女养颜保健作用明显。葛根还能增强皮肤的抗损伤能力。

民间关于葛根还有很多奇效，包括丰胸、预防阿尔茨海默病等，也都间接地起到一定的积极作用。但是遗憾的是，现今大众对葛根的认知和应用还远远不足，希望大家今后多关注葛根，多食用葛根食品，把这个药食两用的好食材发扬起来，为我们的健康保驾护航。

更多精彩内容
请扫码收听

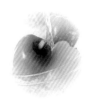

药食同源之魔芋

魔芋是天南星科草本植物，起源于我国云南南部的热带雨林气候地带和亚洲中南半岛北部，主要分布于中国南部、东南亚一带，在非洲也有少量分布。魔芋的膳食纤维含量很高，每100克纯化魔芋精粉中含膳食纤维高达85.3克，硒含量也高达350微克（详见表2-1）。魔芋根茎富含的葡甘露聚糖（KGM）是一种优质的水溶性膳食纤维。因此，食用魔芋制品也是大众补充膳食纤维的重要途径之一。

表2-1　每100克纯化魔芋精粉的营养成分

项 目	每100克	单 位	项 目	每100克	单 位
热量	37	千卡	蛋白质	4.6	克
脂肪	0.1	克	胆固醇	0	毫克
碳水化合物	4.4	克	膳食纤维	85.3	克
钠	49.9	毫克	维生素A	0	微克
维生素E	0	毫克	硫胺素	0	毫克
核黄素	0.1	毫克	维生素C	0	毫克
烟酸	0.4	毫克	磷	272	毫克
钾	299	毫克	镁	66	毫克
钙	45	毫克	铁	1.6	毫克
锌	2.05	毫克	硒	350.15	微克
铜	0.17	毫克	锰	0.88	毫克

中国是世界上最早开发和利用魔芋的国家。历史文献记载有几千年之久。宋代《开宝本草》记载魔芋："主痈肿风毒，磨敷肿上，捣碎以灰汁煮成饼，五味调和为茹食，主消渴。"《本草纲目》称魔芋"主治痈肿风毒，消渴"。现代营养学和医学

研究表明：魔芋作为优质的膳食纤维，具有低热、低脂、低糖等特点，是降血糖、降血脂、缓解便秘、预防癌症的"天赐良药"。

历史上魔芋都是野生半野生的，采挖后制成魔芋豆腐供灾荒或战争年代充饥。现代食用魔芋的做法就太多了，有魔芋凝胶食品、休闲食品、饮料、罐头、魔芋果冻、魔芋膳食纤维代餐粉、魔芋通便胶囊等食品、药品、保健品。

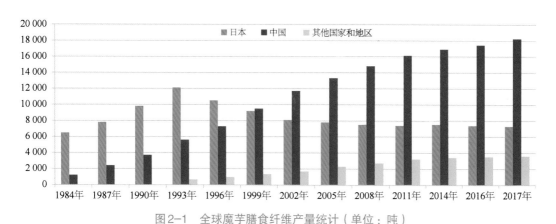

图2-1　全球魔芋膳食纤维产量统计（单位：吨）

目前，我国魔芋种植面积已经超过300万亩。（如图2-1所示）魔芋膳食纤维产品出口日本、欧美、澳大利亚等国家，成了全球魔芋精粉的第一大国。

了解国际营养现状的人都知道，日本是对膳食营养最为重视的国家，魔芋制品在日本也非常流行。日本钦明天皇年代（约公元539—571年），魔芋随佛教从中国经朝鲜半岛传入日本，并逐步从皇室上层社会向民间普及。

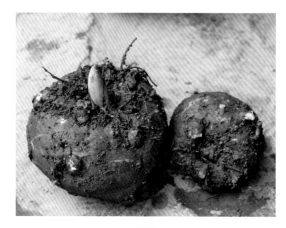

魔芋

魔芋这个名字本身就不凡，那么魔芋究竟有哪些功能呢？

控制体重

四川大学华西医学院研究表明：食用魔芋精粉30天，体重下降率为78.4%，下降幅度为0.5～4.7千克。魔芋膳食纤维热量极低，且具有吸水性强、黏度大、膨胀率高的特点，进入胃中吸收胃液后可膨胀20～80倍，产生强烈的饱腹感。无需刻意节食，便能达到均衡饮食，从而实现减肥的效果。

平抑血糖

华西医科大学和大连医科大学等研究证明：魔芋葡甘露聚糖溶于水后形成的胶体黏度很大，延缓胃腔内食糜糊的滞留时间，降低了餐后血糖的峰值；苏州医学院和同济大学等研究表明：魔芋膳食纤维胶体能在人体胃肠壁形成保护膜，有效地减缓食物中糖分的吸收速度，抑制血糖值和尿糖值的上升，起到平稳血糖、改善糖耐量的作用。

降低血脂

四川大学华西医学院研究证明：魔芋膳食纤维在消化道内能与胆固醇等结合，阻碍中性脂肪和胆固醇的吸收；重庆职工医学院和解放军第95医院等研究表明：魔芋膳食纤维能在肠内吸附胆酸，阻止胆酸再吸收，使其随粪便排出，从而加快了胆固醇向胆酸方向的转化，降低了肝脂，消耗了体脂，从而起到降血脂的作用。

预防和改善便秘

四川大学华西医学院研究证明：魔芋膳食纤维特有的凝胶纤维的缚水力很强，具有多个亲水基团，可与水分子聚集成巨大分子，吸水体积膨胀30～150倍，食用后增加粪湿重和粪便含水量。原南京军区药品检验所研究表明，魔芋膳食纤维能吸附肠内细菌的代谢产物以及致癌的脱氧胆酸、石胆酸等，迅速排出体外，缩短了与肠黏膜的接触时间。因此，魔芋膳食纤维能预防和改善便秘。

近年来，随着人们对魔芋膳食纤维保健功能的充分认知，魔芋在食品领域的应用研究日益广泛，魔芋膳食纤维食品也深受消费者的青睐。像我们经常吃火锅的时候会吃到"魔芋豆腐、魔芋粉丝、魔芋丸、魔芋面"等。

市场上大多数的素食制品也有很多是用魔芋制作的，像素腰片、素虾仁、素肚片、素海参等。减肥代餐食品就更不用说了，大多数都离不开魔芋，因为魔芋是满足饱腹感的首选物质。在日本，甚至还有利用魔芋做的"大米"，它含糖量极低，糖尿病患者可放心食用。

其实，魔芋制品还远远不止这些，魔芋在日化领域也有很多新的应用，比如用魔芋制成的洁肤棉、魔芋面膜、魔芋消毒纸巾，都是非常生态、健康的产品。

总的来说，魔芋是一个非常值得全民推广的健康食品来源，希望大家了解之后要关注魔芋，多吃魔芋制品。在体重管理期间，甚至可以把魔芋当作主食去吃。

更多精彩内容
请扫码收听

药食同源之沙棘

沙棘是一种落叶性灌木，它的特性是耐旱、抗风沙，可以在极端恶劣的盐碱化土地上生存，因此沙棘是一种非常好的防治荒漠化，用于水土保持的植物。沙棘是植物和果实的统称，在地球上生存超过了2亿年，被中国中医药典和世界药典收录。

沙棘在我国主要分布于华北、西北、西南等地，它是西部大开发生态环保价值最高的植物。沙棘的根、茎、叶、花、果，特别是沙棘果实含有丰富的营养物质和生物活性物质，其中果实中维生素C含量最高，是猕猴桃的3倍以上，素有"圣果"和"维C之王"的美称。

沙棘是蒙古族常用的药材，又是药食两用的植物，蒙药的名字为齐齐日甘那，《药味铁鬘》中记载："沙棘性锐、轻，利巴达干，入肺、喉。"故用膏为药，称为上品，子也可用之，滚痰、破血、断巴达干；元代《饮膳正要》中记载："沙棘以水浸取汁，用银器或石器蒸发成膏，即可食用。"由此可见，在古代的蒙医药文献当中就有大量的关于沙棘的记载。在《医药月帝》《四部医典·秘诀部》《兰塔步》中记

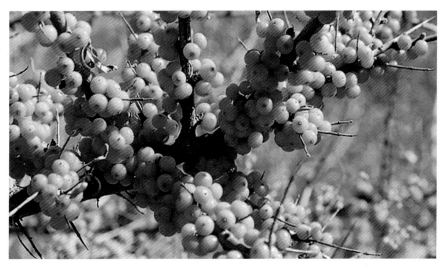

沙棘

载了大量沙棘入药的处方。

　　沙棘作为历史极为悠久的一种神奇的植物，流传着很多传奇的故事。据说一代天骄成吉思汗，当年带着他的铁骑横扫欧亚大陆的时候，为了提高军队远征的实力，将一大批体弱多病、奄奄一息的战马抛弃在沙棘林中。

　　令人始料未及的是，待到他们成功凯旋路过这一片沙棘林的时候，那群他曾经遗弃的病马不但没有丧生，反而个个毛色发亮、神采奕奕。将士们万万没有想到沙棘竟然有让弱马起死回生的作用。于是，成吉思汗下令让战士们采摘沙棘随军携带。

　　后来将士们服用沙棘后，身强体壮，精神抖擞，作战英勇。在成吉思汗统一蒙古后，下令蒙古御医用沙棘研制出了很多的蒙药，具有强筋健骨、增强体质的功效。成吉思汗是国际三大征服者当中最长寿的。像成吉思汗这种长年征战、居无定所、风餐露宿者，却能长寿绵绵的，实在是不多见。所以沙棘也被称为"长寿果"。

　　沙棘果实入药还具有止咳化痰、健胃消食、活血散瘀之功效。西医学研究表明，沙棘可降低胆固醇，缓解心绞痛发作，还有防治冠状动脉粥样硬化性心脏病的作用。

　　沙棘果实营养丰富，据测定其果

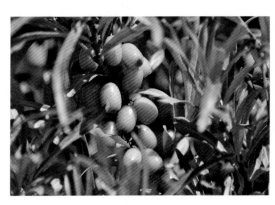

沙棘汁

实中含有多种维生素、脂肪酸、微量元素、亚油素、沙棘黄酮、超氧化物等活性物质和人体所需的各种氨基酸。沙棘果的膳食纤维含量达到14.04%。

沙棘油中含有206种对人体有益的活性物质，其中有46种生物活性物质，含有大量的维生素E、维生素A、黄酮等，具有抗疲劳和增强机体活力及抗癌等特殊药理性能。其中比较突出的功效如下。

对心脑血管疾病有防治作用

沙棘归心经，从沙棘中提取的沙棘总黄酮和脂肪酸等可有效调节血压、血糖，直接清除超氧自由基，降低血液黏度，抑制血小板过度聚集、改善血液循环、防止动脉硬化。沙棘果油中的不饱和脂肪酸和维生素E及黄酮类物质可降低血液黏稠度，并可对高脂血症诱发的动脉粥样硬化、高血压等相关病症有确切的改善作用，改善冠心病、心绞痛的病症。

对呼吸系统疾病的预防保健作用

沙棘也归肺经，具有止咳平喘、利肺化痰的作用，对慢性咽炎、支气管炎、咽喉肿痛、哮喘、咳嗽多痰等呼吸系统疾病均有很好的作用。用于咳嗽痰多、消化不良、食积腹痛、跌扑瘀肿等。

生肌美容、促进组织再生的作用

沙棘中提取的沙棘油富含维生素E、胡萝卜素、类胡萝卜素、β谷甾醇、不饱和脂肪酸等，可促进机体新陈代谢，有利于损伤的组织恢复，增强炎症中心的抗炎作用，以及明显的促进溃疡愈合作用。

沙棘含有的多种氨基酸、多种维生素、微量元素、不饱和脂肪酸、SOD等，对防止皮肤老化、淡化老年斑、黄褐斑、改善睡眠质量、保持旺盛的精力和体力均有良好的作用。

除此之外，沙棘还归脾经和胃经，因此对脾胃、肝脏等都有一定的保护作用。

作为地球上生存已达2亿多年的古老树种，我们确实应该心生敬畏。同时在生态日益重要的未来，沙棘对保护地球、减少荒漠化具有非常大的现实意义。因此，从保护身体的角度，我们要多吃沙棘得益长生。从保护地球的角度，也要多食用沙棘果，使其经济价值提高，形成更大的规模化种植，为构建生态作出贡献。

更多精彩内容
请扫码收听

日常饮食中的营养素与菌群

 营养的目标是——营养均衡

很多人对营养的理解有所偏差，生活中我们所说的"这个很有营养、那个很有营养"往往是错误的。不过这是时代背景造成的，主要原因就是20世纪90年代之前大多数人一直处于温饱的边缘。

所以那时候认为高蛋白质、高碳水化合物、高脂肪都是营养的需求。但是营养也是要与时俱进的，如今我们的饮食结构稍不留神就热量摄入过高，原来缺的现在不缺了，原来不缺的现在倒是缺了。所以营养的目标是实现各种营养素的均衡，而不是一味地补充什么，也不能停留在原来的认识层面上！

那么现阶段什么样的饮食结构是合理的，怎样才能做到营养均衡，这是我们应该具备的基本食育知识。

其实这个问题古人早已有解。《黄帝内经》中讲："五谷为养，五果为助，五畜为益，五菜为充，气味合则服之，以补精益气。"这应该是我们整个饮食的指导纲领，也是现代中国居民膳食指南和膳食宝塔的主要参照。

何为"五谷"，如何为养

五谷原指"稻（大米）、黍（黄米）、稷（高粱）、麦（小麦）、菽（豆类）"，这是当时在农作物不够丰富的情况下最有代表性的五种谷物，南北略有差异。广义的五谷则指各种可被人类使用的谷物。

《黄帝内经》指出五谷为养，给予了五谷明确的定位和清晰的角色。五谷的

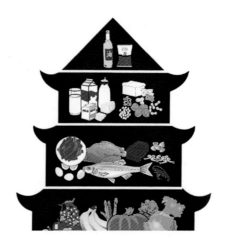

中国居民平衡膳食宝塔

定位是饮食中最重要的基础部分，是主食，是可以养人的。五谷都是植物的种子，植物的种子是吸收天地精华才孕育而成的，所以五谷包含的精气非常充足，是浓缩的精华。因此人体通过摄入这种包含天地精华的种子可以维持自身生命的运转。

《黄帝内经》用"五谷为养"四个字高度概括了谷、豆类食物对于维持人体生命的重要性。我们国家制定的膳食营养宝塔，在塔基的部分也是以谷物和薯类为主，因此我们必须形成五谷是主食的观念，诸如以水果作为主食、以蔬菜作为主食、以肉食作为主食都是不合理的饮食结构。

当前很多人自以为自己饮食习惯很好，不吃主食只吃蔬菜水果以求达到减肥的目的，这是不足取的，长此以往人体失去五谷的营养，必将造成身体的亏虚。从中医饮食营养学的意义上来说，我们所说的吃饭实际上应该是吃种子，而其他的东西只是下饭的。因此，不能把主客颠倒了。

另外一个侧面也可以反映我们是适合吃五谷和植物性食物的，就是我们的牙齿为什么会长成这种形状、这个比例，而不是像肉食动物那样的利齿，这都是我们长期进化的结果，与食用五谷为主的饮食结构有关。

何为"五果为助"

五果即：李、杏、枣、桃、栗。五果对于人体的作用较之于五谷是处于辅助地位的，首先对于五果的认识，不可笼统地认为就是水果，其中栗是指板栗，属于干果的一种。因此五果应该包括各种干果。在农耕时代吃水果是跟着季节走的，什么时候树上结出水果就什么时候吃。而现在各种反季节水果以及热带水果大量运入，一年四季水果不断，打乱了四季交替的规律，所以水果不能盲吃。比如西瓜在夏季食用具有解暑的作用，如果冬天吃西瓜，反而伤了阳气。香蕉是热带水果，一年四季都能吃到。但是香蕉的性味是甘寒的，《本草纲目拾遗》记载，香蕉甘寒，

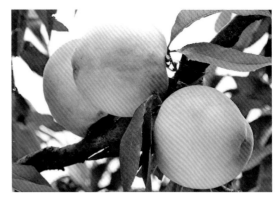

五果之桃子

入脾胃经，具有清热润肠解毒的作用。所以香蕉能够清热润肠通便，正因为有了这个作用，很多人长期服用香蕉维持通便。殊不知长期服用香蕉导致脾胃虚寒，脾胃运化能力明显下降，改变了人体的体质，为其他多种疾病埋下了祸根。因此香蕉是不能经常食用的，除非胃肠有实热的人。关于干果的问题，干果是偏温性的食物，比如板栗微微偏温，因此对于虚寒的患者来说服用干果是有益的，而对于有热的人来说，长期服用干果又是不适宜的。因此对于五果的食用最好是在了解了体质之后才能确定。总体来说，我们要清楚水果和干果的角色，它只能起辅助作用，不能当饭吃，配角不可以喧宾夺主。

何为"五畜为益"

生活条件好的标志就是可以吃上肉了，很多人是无肉不欢，这主要是因为肉比其他食物香，更能满足人的口感需求。其实肉类的营养并不在五谷之上，如上所述五谷乃是吸收天地之精华蕴育而成的，所以没有任何其他食物的营养价值在五谷之上。五畜为益的"益"最初通假"溢"字，含义就是容器里的水满了之后流到外面来，实际上就是锦上添花的意思。把五谷五果吃好，身体就很好了，如果可以再来点肉就会达到完美的状态。而这一点往往是最难把握的，一不小心就会盈满而溢、过犹不及。"肉生痰，酒生湿"，现代人往往久坐而缺乏运动，所以如果消化不好，摄入的

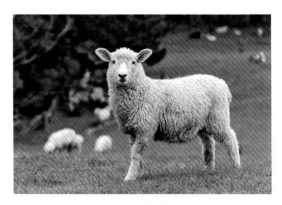

五畜之羊

酒、肉都变成了痰湿，反而成了致病之源。我们耐心体会《内经》用这个"益"字来衡量肉类对于人体的价值，实际上是警示世人吃肉莫过多，有那么一点点就够了，只需要一点点，一点点是锦上添花，稍微多一点就"溢"出来了（变成痰湿），身体就会生大病的。

何为"五菜为充"

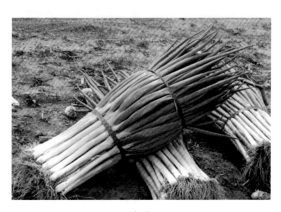

大葱

五菜在《黄帝内经》中特指了几种蔬菜：葵、藿、薤、葱、韭。应该说这几种蔬菜除了葵菜其他的几种气味是比较大的，而它们对应各个脏腑，通过其酸苦甘辛咸的性味来调节脏腑的气机。前面已经讲到五谷是植物的种子，包含天地之精气，这种精气进入人体之后，它处于类似于潜藏的状态，五菜为充什么意思？五菜是具有特殊气味的菜，因为可以运行气机，这时候就会帮助人体把五谷之中的精转化成气，这些气充满人体里里外外，所以用一个"充"字表明五菜的作用，一字见真意。

当然现在所理解的菜远远不止这五种，我们可以在此基础上食用更多新品种的蔬菜。但是现在很多的绿叶蔬菜不是发挥"充"的作用，而是可以补充我们人体所需的维生素和矿物质。

古语最后还说了一句总结性的话，"气味合则服之，以补精益气"。要把五谷、五果、五畜、五菜的气味调和好，这样的结果是什么呢？五谷能够补精，五菜能够益气（把精化成气）。这样才能达到最佳的食用效果，即对人体健康最有利，这才是饮食的终极目的。

如何实现合理搭配

古人以"养""助""益""充"来代表每一类食物的营养价值和在膳食中的合理比例。现代营养学对均衡营养的表述也是一脉相承，包括粗细搭配、荤素搭配等。配制合理的饮食就是要选择多样化的食物，使所含营养素齐全，比例适当，以满足人体需要。

粗细搭配　科学研究表明，不同种类的粮食及其加工品的合理搭配，可以提高其生理价值。粮食在经过加工后，往往会损失一些营养素，特别是膳食纤维、维生素和矿物质，而这些营养素也正是人体所需要或容易缺乏的。以精白粉为例，它的膳食纤维只有标准粉的1/3，而维生素B_1只有标

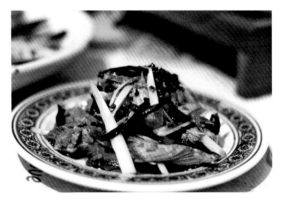

荤素搭配

准粉的1/50；至于什么样的粗细比例最好，由于个体差异，还是因人而异为佳。不过，在食物过于精细化的现在，多吃杂粮的好处是显而易见的。

荤素搭配　动物油含饱和脂肪酸和胆固醇较多，应与植物油搭配，尤应以植物油为主（植物油与动物油比例为2∶1）。动物脂肪可提供维生素A、维生素D和胆固醇，可帮助体内合成皮质激素、性激素等，每天进食少量动物油应是有益无害的。又如，老年人容易缺钙，选择用鲜鱼与豆腐一起烹调，前者含有较多的维生素D，后者含有丰富的钙，将两者合用，可使钙的吸收率大大提高。人们日常生活中最常见的蔬菜与肉类的搭配，由肉类提供蛋白质和脂肪，由蔬菜提供维生素和无机盐，不但营养素搭配合理，而且色泽诱人，香气四溢，更使人食欲倍增。

更多精彩内容
请扫码收听

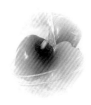

5分钟搞懂"蛋白质"

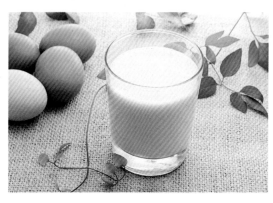

牛奶鸡蛋

说起蛋白质，大家应该都不陌生。但是大家眼里的蛋白质是什么呢？是鸡蛋的蛋清，香浓的牛奶，还是鲜红的精肉？这些都没错，但是蛋白质远远不止这些，我们对蛋白质的认知也只是冰山一角。

蛋白质是组成人体一切细胞、组织的重要成分，是生命存在的形式，也是生命的物质基础。生命的产生、存在与消亡全部都与蛋白质有关。可以说，没有蛋白质就没有生命，用一个形象的比喻来说，蛋白质就是构成人体组织器官的支架和"建筑材料"。

对于一般人来说，蛋白质大约占人体全部质量的20%左右，即一个60千克重的成年人其中12千克都是蛋白质。如果减去水分，蛋白质占人体固体物质的将近一半（45%）。

人体内蛋白质的种类很多，性质、功能各不相同，我们吃进去的蛋白质在体内经过消化被水解成氨基酸后吸收，然后合成人体所需的蛋白质，同时"老"的蛋白质又在不断代谢与分解。蛋白质在不断地分解与合成中，每天大概有3%的蛋白质被更新，也就是说，几乎1个月全身的蛋白质就会换一遍。我们每天吐故纳新，时刻处于一种动态平衡中。

蛋白质如此重要，相信谁也不敢小觑。我们来概括一下，蛋白质的作用主要体现以下几个方面。

蛋白质可以构成和修补人体组织

刚才我们提到，蛋白质首先是人体的"建筑材料"。人体的发育以及受损细胞的修复和更新，都离不开蛋白质。人体的"毛发、皮肤、肌肉、骨骼、内脏、大脑神经"等都是由蛋白质组成的。组织受损后，包括我们身体的外伤，都需要这些建筑材料来进行修补。

蛋白质是"运输队"

维持机体正常的新陈代谢和各类物质在体内的输送。这种蛋白叫载体蛋白，专门负责在体内运载各种物质。比如血红蛋白——输送氧气，还有一种脂蛋白——输送脂肪，脂蛋白分为高密度脂蛋白和低密度脂蛋白，作用也不同。

蛋白质是"特种兵"

用于抵御各种外来"恐怖细菌"和病毒的偷袭，有白细胞、淋巴细胞、巨噬细胞、抗体（免疫球蛋白）、干扰素等。当蛋白质充足时，人体的免疫系统就很强，在需要时，抗体可以在数小时内成倍增加，达到最大的抵抗力。

蛋白质是身体的"弹药库"

在前线能量不足的时候为身体提供补充能量。我们机体所消耗的总能量中，大约14%来自蛋白质供给。比如说，在持续饥饿或长时间运动消耗的过程中，只要身体的能量不足时，一部分蛋白质会进行转化变为能量。

人体在成年之后，机体的蛋白质含量基本不变，但每天大约有3%的蛋白质会更新，所以必须每天进食和补充，以满足每天所消耗的蛋白质。一个65千克体重的成年人，每天体内大约代谢掉22克蛋白质，这是不可避免的。所以每天至少要补充22克以上的蛋白质，如果足量的话应该按每千克体重1克以上，总摄入量达到65～80克。

蛋白质的缺乏，会对人体造成不同程度的伤害。如果是儿童、青少年，就会造成营养不良、生长发育迟缓、

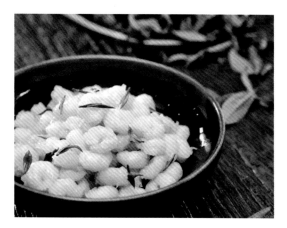

虾仁

体重过轻，甚至会造成智力发育障碍。如果是成年人，则会感到疲倦、体重显著下降、贫血、抵抗力下降。特别是白蛋白含量降低，可能会产生营养不良性水肿。胶原蛋白合成障碍，手术或表皮伤口愈合困难。

蛋白质是由很多氨基酸分子组成的。与人类相关的氨基酸大约有20种，有一部分氨基酸可在人体内合成，但是有8种氨基酸体内无法合成，这些氨基酸称为"必需氨基酸"。包括赖氨酸、色氨酸、亮氨酸等，其他氨基酸可以在体内合成，但是也要依赖必需氨基酸作为原料。

蛋白质还有一种分类，叫完全蛋白质、半完全蛋白质、不完全蛋白质。完全蛋白质是最优质的蛋白质，为什么说它优秀呢？是因为他里面的"必需氨基酸"种类齐全，含量丰富，比例适当。比如说牛奶、鸡蛋、大豆、小麦和玉米谷蛋白，都属于完全蛋白质。

还有一种评价标准是蛋白质的生理价值，也就是在体内的利用率。常见的食物蛋白质生理价值，鸡蛋和牛奶都是佼佼者，这些对于我们来说还是比较容易获取的。

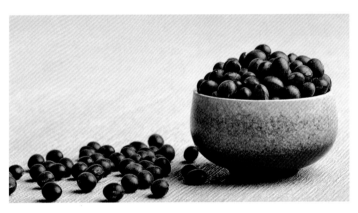

豆

那么，如何选用蛋白质？

首先，各种食物要合理搭配。每天食用的蛋白质最好有1/3来自动物蛋白质，2/3来源于植物蛋白质。把几种营养价值较低的蛋白质混合食用，其中的氨基酸相互补充，可以显著提高营养价值。例如，谷类蛋白质含赖氨酸较少，而含蛋氨酸较多。豆类蛋白质含赖氨酸较多，而含蛋氨酸较少，这两类蛋白质混合食用时，必需氨基酸相互补充，接近人体需要，营养价值大为提高。

其次，每餐食物都要有一定质和量的蛋白质。我们人体没有为蛋白质设立储存仓库，如果一次食用过量的蛋白质，也不能均匀分配或留给下次使用。

最后，食用蛋白质时也要以足够的热量供应为前提。如果热量供应不足，肌体将消耗食物中的蛋白质来作能源。每克蛋白质在体内氧化时提供的热量是18千焦，与葡萄糖相当。如果热量不足消耗蛋白质时，对于蛋白质的价值是一种资源浪费，是大材小用。

蛋白质虽好，也不可过多食用。刚才我们讲了，一个成年人一天摄入60～80克就足够了，太多了将会带来一连串的危害：比如蛋白质摄取过量，也会在体内转化成脂肪，造成脂肪堆积。尤其是动物性蛋白质摄入过多，容易使胆固醇升高。一旦蛋白质在体内转化为脂肪，血液的酸性就会提高，这样就会消耗大量的钙质，结果储存在骨骼中的钙质就被消耗了，使骨质变脆。

还有一个大家都熟知的问题就是，过量的蛋白质分解后要依赖肾脏进行排泄，大大增加肾脏的负担。所以医生会对肾病患者特别要求，康复期间要避免摄入高蛋白质食物。

更多精彩内容
请扫码收听

经过这一系列的探讨，相信大家对蛋白质已经有了基本的了解。蛋白质重要不重要？太重要了！优质蛋白质怎么摄取，很简单，鸡蛋、牛奶、大豆都可以。另外特别要提醒大家的是，现实中蛋白质很容易摄入过量，千万记住别吃多了，否则好事变坏事。

几种热门的"矿物质"

矿物质乍一听好像是大自然里的元素，但其实也是人体不可或缺的营养素。

人体是一个无比复杂的系统，组成这个系统的是各种物质和元素。这些元素除了碳、氢、氧和氮等有机化合物外，其余的统称为矿物质。

在人体内的矿物质大概有60多种。主要分为两大类。

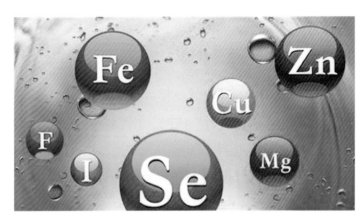

矿物质

一种叫常量元素，一种叫微量元素。常量元素又称为宏量元素，是指在人体的含量超过5克即大于体重的0.01%的元素。如钙、钠、钾、镁、氯、磷、硫等在身体中含量较多的元素。

微量元素是指在体内极少存在的元素，小到可以忽略不计，但是作用不可磨灭。

矿物质那么多，大多数不为人知。我们只从中选取几个相对比较重要又容易缺乏的进行讲解。

第一个就是号称地球人都知道的"钙"了

对于钙，众所周知，但是也众说纷纭，有的专家说人人都缺钙，需要全民补钙。有的说一般人根本不用补钙，补也补不进去。但是无论如何，这都无法影响钙的重要性。

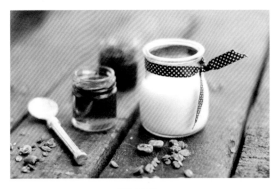

钙的摄入

钙是骨骼最主要的构成元素，是保持骨骼和牙齿健康的营养素。成人体内的钙总量大约为1200克，其中99%集中在骨骼和牙齿。

钙也是维持肌肉神经的正常兴奋性、激活凝血功能的重要元素。

钙的缺乏可以导致肌肉痉挛或颤抖、失眠或神经质、关节痛或关节炎、龋齿、高血压。成人推荐每日摄入量为800毫克。

步入中年之后，人体缺钙比较普遍，补钙最关键的问题是人体能否吸收，能否沉积于骨组织内。所以补充钙的同时最好搭配镁一起补充，有些补充剂直接做成钙镁复合片，这样就更方便了。

维生素D以及体育锻炼都可促进钙的有效利用。维生素D可以通过晒太阳促进吸收。矿泉水中钙镁含量较多，而且钙镁含量比例相当，容易被人体小肠吸收，进入细胞外液，并沉积于骨组织内。含钙矿泉水是人体获得钙的一种钙源。

第二种是镁

镁是钙的好搭档，镁的作用主要在于增强骨骼和牙齿强度，有助于肌肉放松，从而促进肌肉的健康，对于保护心脏和神经系统健康是很重要的。镁是产生能量的必需物质，也是体内许多酶的辅助。

镁摄入不足症状：肌肉颤抖或痉挛、四肢无力、失眠或神经质、高血压、心律不齐、便秘、惊厥或抽搐、多动症、抑郁、精神错乱、缺乏食欲、软组织内钙质沉淀（如肾结石）。

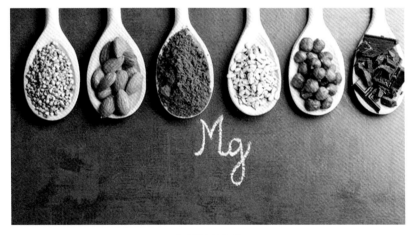

含镁元素食物

第三种是铁

铁是血红蛋白的组成成分，属于必需微量元素。铁参与氧气和二氧化碳的运载和交换，是氧的携带者。缺铁性贫血目前在各国都还一定程度低存在。妇女在经期损失铁比较多，更应注意补充。WHO建议男性每天需要补充铁5～9毫克，女性则

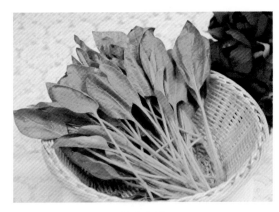

菠菜含铁

为14～28毫克。

铁摄入不足容易造成：贫血、面色苍白、疲劳、缺乏食欲、恶心和怕冷。

富含铁的食物主要有：南瓜子、杏仁、腰果、葡萄干、胡桃肉、猪肉等。

第四种是锌

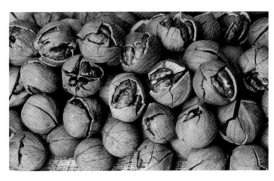

富含锌元素的山核桃

近年来，锌是被充分重视的一种元素，锌是人生长发育必需的微量元素。锌是DNA聚合酶的组成部分，缺锌导致蛋白质合成障碍。儿童缺锌时，生长发育会受阻，严重的会导致侏儒症。锌也是促进性器官正常发育和维持性功能的重要元素。

锌可以调节来源于睾丸和卵巢等器官的激素分泌，对有效缓解压力也有帮助，还可促进神经系统和大脑的健康。

很多食物中都含锌，其中牡蛎、羔羊肉、山核桃、小虾、豌豆、蛋黄、全麦谷物、燕麦等的含量更丰富一些。

第五种是硒

硒的原意是月亮，在没有被认识之前一度被列为毒素。现在今非昔比，硒被大众认知为抗癌的矿物元素。硒参与构成很多酶类，对人体健康具有重要作用，被称为"长寿元素""抗癌之王"。硒在抗癌方面的作用可能来自它具有抗氧化性，可保护机体免受自由基和致癌物的侵害。还可减轻炎症反应、增强免疫力从而抵抗感染、促进心脏

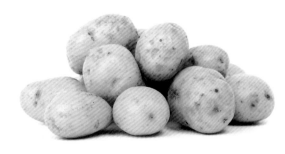

富硒小土豆

的健康、增强维生素E的作用，是男性生殖系统以及新陈代谢的必需物质。

我国一些地区拥有富硒的土壤和地质结构，最知名的是湖北恩施，还有荆门以及广西等地，这些地区生长的农作物天然富硒，比如说富硒大米、富硒土豆等。动物中一些鱼类等硒含量也比较丰富，尤其是牡蛎、金枪鱼、鳕鱼等。

第六种是铬

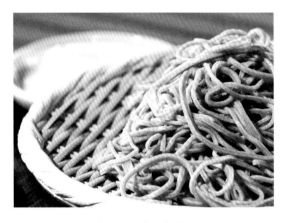

还有一种不知名但很重要的矿物质是铬，主要的作用是促进胰岛素功能，使人体能正常地利用糖，缺乏它时可以导致糖尿病。

铬还可以促进蛋白质代谢和生长发育，在核酸代谢中发挥重要作用，缺乏铬可能导致生长发育停滞。

铬的最好来源就是全谷物和奶制品，精加工的谷物铬元素很少，最好是食用整粒的谷物和豆类来补充。

富含铬元素的荞麦面

各种营养素分布在不同的食物中，没有一种食物可以涵盖所有的营养，或者可以达到一个合理的比例。这就告诉我们，饮食还是要多样。另外需要注意的是，这些微量元素多数都在全谷物食物中，反而是精加工的食物中没有，这也提醒我们，饮食可以"粗"一点。

更多精彩内容
请扫码收听

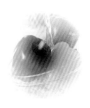

"第七大营养素"膳食纤维

前面讲过营养的目标是要实现均衡，怎么样才能均衡呢？就需要七大营养素缺一不可、足量摄入。中医注重整体，"五谷为养、五果为助、五畜为益、五菜为充"，这是一种复合的概念。

西方是通过科学的实验分析，把一个复合体进行分解，分成几种不同的有效成分，便有了七大营养素的概念。其实这和中医相得益彰，帮助我们解释了很多食材为什么具备神奇的治疗作用，进一步肯定了我们中华民族"药食同源"的理论。

今天先从人类最晚发现的一种营养素开始，也是最新、最时尚的一种营养素，那就是被称为"第七大营养素"的膳食纤维。

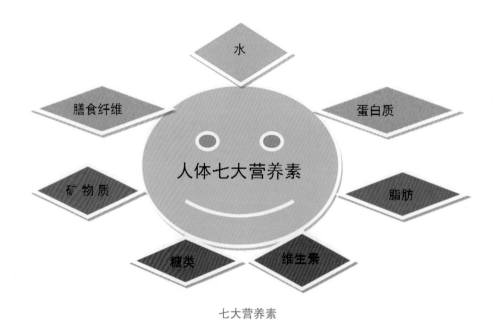

七大营养素

近期在食品界有一个挺轰动的现象，就是世界第一饮料巨头可口可乐接连推出了三款升级版的膳食纤维饮品（分别是纤维雪碧、神纤水、纤维可乐），覆盖了旗下雪碧、可乐、纯悦水三个品类。

大家知道，可口可乐作为一个经典的配方，几十年来是不变的，也不敢轻易去创新。这次为什么有这么大的动作？这其实也释放了一个巨大的信号，就是健康正逐渐成为一个刚需。那么为什么用膳食纤维来扭转乾坤呢？就是借助膳食纤维的概念和功能可以最大限度地掩盖和抵消它不够健康的一面。

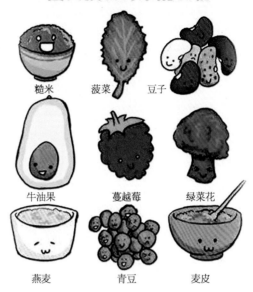

富含膳食纤维的食物

那么，说起膳食纤维有些人可能还不太了解，有些基本的概念我们必须搞清楚。

客观地说，膳食纤维不是什么天外之物，是植物中天然存在的，是由来已久的，粗纤维的历史不会比人类的历史短。事实上很多新的事物并非人类的发明，而只是发现。

膳食纤维也是这样，本身其作为一种物质长期存在，只是人类没有认识到它的作用。还有一种背景，就是在温饱没有解决的状况下，人们吃得比较"粗"，饮食中并不一定缺少膳食纤维，因此，也没人关注到这类物质。

世界上最早关注膳食纤维的应该是英国，因为在20世纪60年代的时候，英国最先爆发了富贵病。英国科学家在研究富贵病暴发原因的过程中，发现了膳食纤维。这里面有一个小故事，不妨讲给大家听听。

据说，20世纪60年代英国率先爆发富贵病之后，医学界和营养学界的科学家们都在寻求答案。有一次，一帮科学家到非洲考察。考察的过程中，他们意外地发现了非洲人的大便很特别，像牛粪一样，体积很大，满是纤维状的物质。同时，非洲极少有富贵病的发生。顺着这个线索，科学家发现了原来不被人体吸收的膳食纤

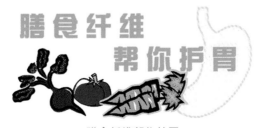

膳食纤维帮你护胃

维，并不是无用的，反而有一些不可替代的生理作用！

膳食纤维的研究由此开始，并被赋予了最初的定义：膳食纤维是不被人体小肠消化吸收，在大肠内完全或部分发酵的植物可食用部分。这也是个很笼统的概念，后期世界卫生组织和相关机构又几次更改。

这个阶段一直到21世纪，我们在解决了温饱问题之后比如现在，食物是极大丰富的，甚至是过剩的。但是很遗憾，我们没有因为食物丰富而变得更加健康，而是健康问题越来越多，事实上很多疾病都是吃出来的。其实这也不足为奇，这是社会发展的必然，英国在20世纪60年代就暴发了富贵病，发展的差距自然让我们晚了差不多40年。

具体的概念和分类我们就不多说了，但是有一个关键词值得我们注意，就是不被人体"消化吸收"。这就奇怪了，所有的营养素都是被人体消化吸收了才体现了他们的价值。这个根本不被人体吸收的东西究竟是什么？

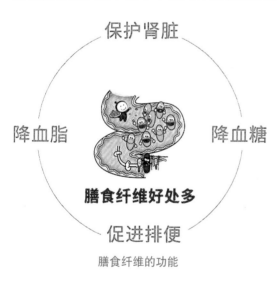

膳食纤维的功能

我们这样形容，膳食纤维就是我们消化道内的匆匆过客，吃进去什么样，出来还是什么样，人体无法吸收它，但是在人体从吃进去到拉出去这个旅途中，他做了很多的好事，用一种形象的说法——它就是我们人体的清道夫。

讲到这里，很多人会问，你说膳食纤维好，那它好的原理是什么呢？下面就具体说说膳食纤维都干了什么。

经过这几十年的研究发展，对膳食纤维的诸多临床功能已经比较成熟。

膳食纤维的作用很多，罗列起来有将近10种，比如说减肥、治疗便秘、改善糖尿病、降血脂、预防肠癌、预防乳腺癌、改善肠道菌群、提高免疫力等。这些也都是有临床依据的，国外的研究文献比较多。但是比较突出的，还是控制体重、治疗便秘、改善血糖。

首先，我们来谈谈女士们最关心的减肥问题。减肥产品除了药物制剂，目前市面上比较流行的80%的代餐粉，都离不开膳食纤维。这是为什么？首先当然是膳食纤维有吸附多余的油脂，加速排泄的作用。还有一点很重要就是膳食纤维本身热量极低，还可以带来饱腹感。减肥就要吃得少，但是吃得少饿得慌怎么办？要用膳食纤维来增加饱腹感，也就是我们要骗骗自己的肚子。膳食纤维如何能带来饱腹感？一般的纤维都可以吸收自身10倍以上的水，特殊的可以达到200倍。200倍是什么概念？相当于吃进去一粒葡萄，到肚子里变成一大串葡萄了。

再说说便秘，大便是需要一定体积的，没有足够的体积和量，往往就不会产生便意。那大便中主要是纤维类的物质，是由纤维构成的。一方面，膳食纤维的超强吸水性，可以增加大便中的水分，使大便变得松软。另一方面，粗纤维可以刺激肠壁蠕动增加便意。还有很多水溶性的膳食纤维都是益生元，可以促进肠道菌群的改变，改善整个肠道环境，这也是卫生部批准膳食纤维这样一种食品，却可以在包装上标示的唯一可以公开的功能。

最后来说说糖尿病，现在的糖尿病患者可真不少。有些人在吃饭前要赶紧吃点药片或者悄悄地上厕所打个胰岛素，因为餐前不采取措施的话，餐后血糖会急剧上升，糖尿病不可怕，糖尿病的并发症个个要命，餐后血糖对各种脏器都有极大的伤害性。膳食纤维改善高血糖的作用机制是它有抗消化性，可以延迟人体对葡萄糖的吸收。吸收变缓了，餐后血糖就不会出现波峰了。膳食纤维还可以改善神经末梢对胰岛素的敏感性，帮助修复胰岛的传导系统。

刚才说了膳食纤维一堆的好处，有的人会问，它又不是可吸收的营养，我要是不吃会怎样？这里我们有个简单的办法可以让大家试试。你连着几天只吃肉蛋奶这些东西，一天吃三顿肉，看看会是什么样。

结果一定是大便变少，拉不出来或者有恶臭。如果长期是这样的饮食结构，毒素就会在体内沉积，肥胖、高血糖接踵而至，严重者甚至发生肠癌。我们国家越是发达的沿海地区，肠癌的发病率越高。上海是全国膳食纤维摄入量最低的城市，也是肠癌发病率最高的地区！

那么每天吃多少膳食纤维合适？国际上有很明确的规定，营养素分为两类，一类是宏量营养素，一类是微量营养素，膳食纤维就是宏量营养素，需要比较大的摄入量。而不像维生素和矿物质都是按毫克计算的，多了反而会伤害身体。

目前各国对膳食纤维摄入量的规定是在25～35克，我们可以简单理解为每天30克左右。如果是肥胖或高血

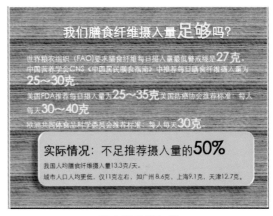

膳食纤维摄入量

糖人群，建议每天为50克左右。在强化和治疗某种疾病期间，可以更大量地使用。

最后，让我们来了解一下，日常的哪些食物中富含膳食纤维。我们在居民科普调查中发现，常人认为含膳食纤维最多的就是芹菜，其实芹菜里面的丝并不能代表膳食纤维，它只能算一种粗纤维，很多类膳食纤维是肉眼看不到的。下面我们看一下富含膳食纤维的食物都有哪些？

第一类富含膳食纤维的就是五谷杂粮，比如：青稞、玉米、燕麦、各种豆类。大家可以做成粥或者打豆浆一起吃，打豆浆记着一定选择和渣一起打的，把渣一起吃掉。

第二类可以选择薯类，可以多吃一些红薯、芋头，还有魔芋之类的。

第三类就是蔬菜和水果，尤其像竹笋、菌菇，大多数青菜和水果都有膳食纤维，只不过现在的青菜种植期短，纤维含量太少。

更多精彩内容
请扫码收听

生活中也有一类人属于"肉食动物"，就是特别偏爱肉类，无肉不欢的，不喜欢吃"粗"的东西，也不爱吃水果蔬菜。那我就推荐大家吃膳食纤维的补充剂，也很方便的，直接倒水里一冲即可。尤其是吃完烧烤、吃火锅或一不留神吃多了，赶紧吃一些膳食纤维。一方面亡羊补牢，赶紧帮自己清清油。另一方面，也降低一下自己的负罪感，为自己没有管住嘴而忏悔一下。这时候，我们不妨把膳食纤维当作一种"后悔药"。

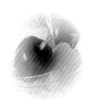

神奇的保健品酵素

酵素是近几年长盛不衰的一种保健食品，虽说官方一直没有给酵素一个说法，没有出台国家标准，甚至没有一个准确的定义。但是酵素依然在市场上比较畅销，并且深受消费者的认可和青睐，尤其是女性消费者，对酵素是钟爱有加。且不说女性消费者是否只是感性的选择，至少酵素在其传达的理念和生理作用上还是经得起市场考验的。

近些年，对酵素的各种说法众说纷纭，专家多数持否定态度，因为没有足够的法规和理论依据。而民间则甚嚣尘上，从日本先刮到我国宝岛台湾，再在内地流行。

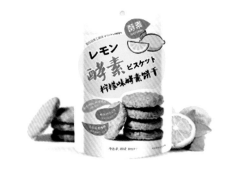

其实酵素并没有商家鼓吹的那么神奇，也远没有大众认知的那么单一。比如说有的人说酵素就是"酶"，但酵素绝不只是酶；有的说酵素是益生菌，只能说它也含有益生菌，毕竟是发酵的产物；有的说酵素其实就是氨基酸，这也是片面的。

总的来说，酵素是一种多元素的复合物，这些元素基本都是对人体有益的物质，并且混在一起发挥了更好的协同作用。

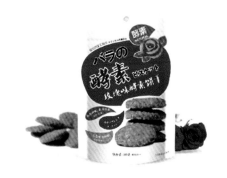

目前酵素还没有国家标准，在国外好像也没有。当前最官方的应该是中国生物发酵产业协会正在起草的"行业标准"，这也是基于这些年酵素市场的飞速发展，一大批酵素制造企业应运而生，酵素产业逐步扩大所倒逼的。

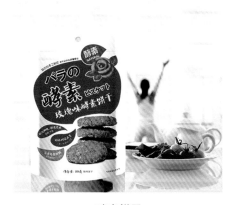

酵素饼干

按照国家行业协会对酵素的分类，分为食用酵素、环保酵素、日化酵素、农用酵素、饲料用酵素等5类，其中食用酵素有：苹果酵素、糙米酵素、香菇酵素、玫瑰花酵素、益生菌酵素、木瓜酵素等。

说到酵素的功能，不能一概而论。因为是复合体，所以呈现出不同的功能，但分解开来，还是以益生菌、酶、生物活性物质为主。下面我们就来分类介绍这三大类物质。

首先是益生菌。所谓益生菌，就是对生命、生活有益的菌。益生菌有什么好处？

益生菌其实是人体的共生分子。目前，我们所说的益生菌主要是乳酸菌。比如你吃酵素会觉得有酸味，那就是乳酸造成的。

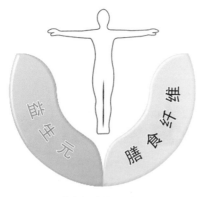

膳食纤维与益生元

我们制造酵素都要封口。就是为了让乳酸菌开始无氧呼吸。在无氧呼吸的时候，乳酸菌会发酵糖，产生乳酸。水果里的糖当然很多了。杂粮里的淀粉也都是糖啊。乳杆菌、链球菌、明串珠菌、片球菌和双歧杆菌五个属都是益生菌。

除了乳酸菌，还有其他益生菌：费氏丙酸菌、布拉酵母、酿酒酵母以及枯草芽孢菌（包括纳豆芽孢杆菌）、地衣芽孢杆菌、蜡样芽孢杆菌。

酵素里的菌，除了乳酸菌，还有酵母。酵母会产生酒精。这也是大多数酵素为什么会有一些酒味的原因。

这些益生菌有什么用？益生菌的主要功能是作用于肠道的。简单来说就是可以调节肠道菌群，改善腹泻、便秘的症状，这是益生菌最擅长的。吃下去很快就会产生作用，所以你吃了酵素，腹泻、便秘就好了。这其实是益生菌的作用。

其次益生菌和免疫力有关。吃益生菌可以增强免疫力。但是这需要一定的时间，可能需要两三个月才行，不可能马上见效。

第三大作用是调节过敏。过敏也是免疫力的问题，益生菌是可以双向调节免疫力的。可以增强也可以减弱。过敏就是过度敏感，是免疫力太敏感了。

酵素对血脂、血压、血糖有一定积极的影响，可以保护心血管系统。经常食用酵素也可以促进皮肤的改善，肠道通畅了，毒素就不容易沉积，脸上自然有光泽了，这可能是最吸引女性的地方。

第二类物质就是酶了。

事实上，益生菌的很多作用就是依靠酶才做到的。就是我们说的胞外酶，细菌真菌分泌到细胞外的酶。比如，降血脂、降血压靠的就是一些能分解胆固醇和脂肪的酶。这都是胞外酶。

如果你把活菌吃到肚子里，它们也是会不断分泌胞外酶的。比如纤维素酶、淀粉酶、脂肪酶、蛋白质酶、葡聚糖酶等，这些酶会帮你消化。当然人体本身也会分泌很多酶。但是，人体是缺失一些酶的，比如纤维素酶。这些酶帮你消化以后，也帮你吸收。你更好地吸收了营养，营养充足自然健康。

所以从这个角度，把酵素当成酶也无不可。但益生菌可不仅仅是酶。微生物为什么分泌胞外酶？因为有些食物太大了，微生物吞不下去。比如说，一条死鱼，太大了，一个细菌怎么可能吞下去？它就释放胞外酶。胞外酶在液体环境下，催化鱼身上的蛋白质分解变成了氨基酸。虽然胞外酶释放出去就收不回来了，但是照样可以收回更多的东西，所以利大于弊。这就是细菌分泌胞外酶的原因。

最后一个是生物活性物质，也就是微生物分泌的一些离开机体也有活性的分子。生物活性物质也就是代谢产物。有一些是生物特意制造的，有一些却是无意中产生的。对生物来说甚至是垃圾。但是对人类却非常有用。

酵素里有什么活性物质呢？酵素里的生物活性物质非常多。可能也会有抗生素，但极少，主要还是酵母菌和乳酸菌产生的。乳酸就是一种生物活性物质。它会在你的消化道营造酸性环境，导致很多有害菌无法生存。

其他最重要的就是抗氧化物质了。比如黄酮，一些多糖、肽、氨基酸、蛋白质和酶。还有不饱和脂肪酸和多酚。

更多精彩内容
请扫码收听

现在民间很流行自制酵素，把一些烂菜和水果皮等放到桶里自己发酵，从科学上是不可取的。因为家庭环境达不到无菌的环境，非常容易感染一些杂菌，也就是有害菌。这样做出来的酵素，卫生不标准，饮用便会有危害健康的隐忧。

 ## 火爆的营养素——肽

肽属于蛋白质的范畴，是小分子的蛋白质。肽其实不能算得上一类独立的营养素。从本质上首先要清楚这一点，这样可以破除对肽的神秘感。

蛋白质是由好多种氨基酸组成的。肽是介于氨基酸和蛋白质之间的物质。氨基酸的分子最小，肽居中，蛋白质最大，两个以上的氨基酸脱水缩合形成若干肽键从而组成一个肽，多个肽进行多级折叠就组成一个蛋白质分子。所以某种意义上，蛋白质也可以被称为"多肽"。

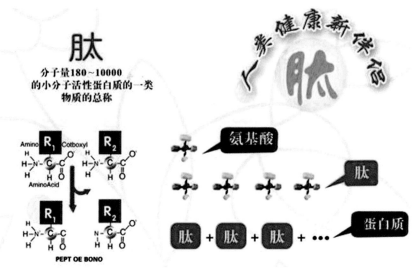

什么是肽

按照分子量的划分，分子量段在50～5000之间的才能称为肽，分子量段在5000～10000之间的称为大肽，分子量段在50～1000之间的称为寡肽、低聚肽，也称为小分子活性多肽。

可以直接吃蛋白质吗？可以，但是蛋白质的分子量比较大，一般不容易全部被吸收。尤其是老年人的吸收率会更低，这也是老年人为什么会出现肌肉萎缩、皮肤松弛等现象，都与蛋白质的吸收不无关系。

而肽具有良好的溶解性、稳定性、易吸收性等特点，它的诸多特性，使它从功能上完胜我们所熟知的蛋白质，具有食品中蛋白质或其组成氨基酸所没有的重要的生理功能。

肽可以增强人体免疫力、抗运动疲劳、耐缺氧能力，并能有效保护胃肠黏膜。对神经、细胞、激素、分泌、生殖等都有积极的影响。

世界各地不断有研究发现，人体吸收蛋白质主要就是以低聚肽的形式吸收的，而不是以氨基酸的形式。因此，在吸收机制上，肽超越氨基酸和蛋白质。

肽的研究成就了很多科学家，这些科学家也因为这些成果而被世人所敬重。从1902～2009年期间，十多位科学家都因为发现肽的各种奥秘给人类健康带来巨大贡献而荣获诺贝尔奖。同一研究领域、同样的研究课题，在短时间内连续多次获得诺贝尔奖，这在医学研究领域是史无前例的，也是绝无仅有的。

1902年德国科学家费雪合成第一个多肽物质，获得诺贝尔化学奖；1958年，美国加利福尼亚大学生物化学家赫伯特、博意尔博士（Herber Boyer）潜心研究38年的活性多肽利用细胞重组技术成功问世，当年获得诺贝尔生物学奖。活性多肽在体内分泌量的增多或减少，控制着蛋白质的正常合成速度、质量，控制着细胞的正常复制和合成。

1990年，Rudman（罗德曼）博士正式提出解释人类疾病、衰老原因的理论，首次将活性多肽真正运用于延缓衰老及疾病预防领域。

科学家们在实验中发现，活性肽像一个自动运作的监视器，密切监视细胞的表达、复制过程。当细胞分裂、复制正常时，活性肽就保证细胞的正常分裂和蛋白质的正常合成。当细胞分裂出现错误时，活性肽就立即命令错误细胞的复制停下来并对它进行修复。活性肽能及时剪切、剪接和修复异常错误细胞，保证蛋白质的正常合成。

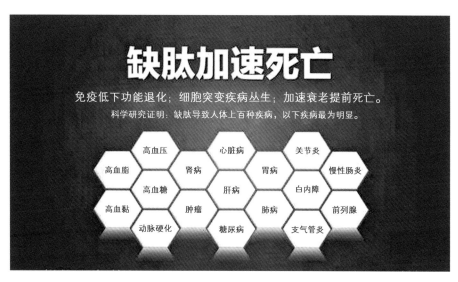

肽的作用

我们现在清楚了，肽和蛋白质虽然是同类，但是功能不可同日而语。肽的功能可以体现在哪些方面呢？我们来作个总结。

改善小肠组织结构和吸收功能

低聚肽可以增加小肠黏膜绒毛高度，增加肠黏膜的吸收面积，增加氨基酸肽酶的活性，因此能够促进小肠吸收功能。

抗氧化

低聚肽可以提高超氧化物歧化酶、谷胱甘肽过氧化物酶的活性，抑制脂质过氧化，清除羟自由基，有利于减少组织氧化，起到延缓衰老的作用。

降血压

低聚肽具有抑制血管紧张素转换酶（ACE）的活性、防止血管末梢收缩的功能，因此降血压效果显著，并且对肝、肾几乎无副作用，对于原发性高血压患者有更为显著的效果。

抗疲劳

低聚肽进入体内，能够迅速修复运动过程中损伤的骨骼肌细胞，高效增强肌肉力量，提高体力，快速消除疲劳。同时，大豆低聚肽能够抑制导致大脑疲劳的氧化血红蛋白浓度升高，降低肾上腺皮质激素的浓度，明显减轻精神压力。

降血脂

大豆低聚肽对于降低人体胆固醇具有选择作用特性，高胆固醇患者摄入大豆低聚肽后，则产生胆固醇降低效应，而且降低的脂蛋白类型属于对人体有害的低密度脂蛋白，对人体有益的、可以携带血脂分子到肝脏进行分解、排出体外的高密度脂蛋白无降低作用。

免疫调节

肽能够改善机体的细胞免疫功能，可以促进T淋巴细胞增殖，增强巨噬细胞的功能，增强NK细胞的活性。肽具有调节白细胞数目的作用。当人体淋巴细胞较多时，肽可以降低人体淋巴细胞数目，同时粒细胞数目也会增多；当人体粒细胞较多时，肽可以提高淋巴细胞数目，同时粒细胞也有增多的趋势。

调节血糖

在对健康和糖尿病动物的研究中发现，肽可以提高胰岛素的敏感性和葡萄糖耐量，降低血液中的葡萄糖含量，具有减轻和预防 2 型糖尿病的作用。

解酒

低聚肽可以提高血液中的丙氨酸和亮氨酸的含量，在丙氨酸和亮氨酸的共同作用下，可有效降低血液中的乙醇浓度，加速乙醇分解，降低乙醇的毒害作用。

促进矿物质吸收

低聚肽的氨基酸可以直接与钙、铁、锌等矿物质结合形成螯合物，增加水溶性，从而促进矿物质元素的吸收。

其实市场上盛传的肽的作用远远不止这些，有些不一定是肽直接发挥的作用，有可能是间接作用。有些也有夸大其词之说。但是总体来说，我们应该重视肽的摄入，尤其是老年群体，年轻人的消化吸收能力好，一般有足够的优质蛋白质即可。老年人则很有必要用肽来保护自己，延缓衰老。

最后，提醒大家，大多数肽的味道不太好，有的发腥、有的发苦，这方面还需要去突破，一方面生产肽的厂家要通过复配改善口味，使人容易接受。对于主动补充肽者，可以将肽混在酸奶、粥等可以便于一起服用的餐饮中，避免因味道问题而放弃补充。

更多精彩内容
请扫码收听

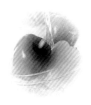

营养素——碳水化合物

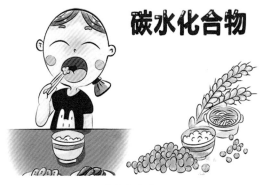

米饭、面食
各种杂粮等

碳水化合物

碳水化合物

碳水化合物是由碳、氢和氧3种元素组成，由于它所含氢氧的比例和水一样，也是2∶1（H_2O），所以就叫碳水化合物。

碳水化合物是生命细胞结构的主要成分和第一提供能量的物质。它和脂肪、蛋白质被称为三大能量之源，但是在三者之中，人体首先使用的是碳水化合物提供的能量，在碳水化合物供应不足的时候，才会转化蛋白质和脂肪来补给。

人体中碳水化合物的存在形式主要有3种，葡萄糖、糖原和含糖的复合物。因为碳水化合物也包含很多复合物，所以它的生理功能是与种类及在人体内存在的形式有关。

最有代表性的碳水化合物就是日常生活中的"主食"，比如"米、面、土豆"，为什么说土豆也是呢？一是因为土豆淀粉含量很高，和米面比较接近。二是现在土豆已被正式列为第四大主粮。在欧美等国家，土豆的主食地位更高。

世界卫生组织和联合国粮农组织给出的建议是，每天碳水化合物的摄入量要占到总能量的55%～65%，即需要200～300克。因为是主食，所以摄入量还是比较大的。之所以人体需要这大的量，也与它的作用分不开的。碳水化合物有哪些作用呢？

首先，它是能量的提供者。人体摄入的碳水化合物在体内经消化变成葡萄糖或其他单糖参加机体代谢。

其次，它也是构成细胞和组织的成分。每个细胞都有碳水化合物，含量大约在2%～10%，主要以糖脂、糖蛋白和蛋白多糖的形式存在，分布在细胞膜、细胞器膜、细胞浆以及细胞间质中。

最后，可以保护蛋白质。我们之前讲了，食物中碳水化合物不足，机体不得不动用蛋白质来满足机体活动所需的能量，这是人体应变的权宜之计，对蛋白质来说大材小用，会给身体带来其他不利影响。

所以说，平时完全不吃主食，只吃肉类是不适宜的，因为肉类中含碳水化合物很少，这样机体组织将用蛋白质产热，对人体没有好处。即使减肥或高血糖者也要摄入不低于150克的主食。

四是维持脑细胞的正常功能。葡萄糖是维持大脑正常功能的必需营养素，当血糖浓度下降时，脑组织可因缺乏能源而使脑细胞功能受损，造成功能障碍。

此外，碳水化合物还有解毒、润滑、抑制某些不利身体的元素产生等很多作用，数不胜数。

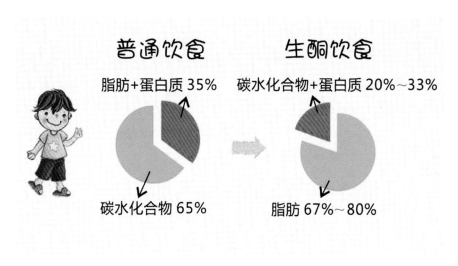

饮食

人体碳水化合物摄入不足可能会导致全身无力，疲乏、血糖含量降低，也会产生头晕、心悸、脑功能障碍等。严重者会导致低血糖昏迷。

当膳食中碳水化合物过多时，就会转化成脂肪贮存于身体内，使人过于肥胖而导致各类疾病如高血脂、糖尿病等。它的原理是这样的：所有的碳水化合物只有经过消化分解成葡萄糖、果糖和半乳糖才能被吸收，而果糖和半乳糖又经肝脏转换变成葡萄糖。

血中的葡萄糖简称为血糖，大部分血糖存在人体细胞中，如果细胞中储存的葡萄糖已饱和，多余的葡萄糖就会以高能的脂肪形式储存起来，多吃碳水化合物发胖就是这个道理！

糖是人类的最爱。近些年人们对糖的认知越来越多，尤其是危害的一面，已经远远大于脂肪的负面影响。全球医学领域不断有新的研究揭示，在肥胖和诸多慢性病的成因上，糖是长期潜伏的"元凶"。

但是很多大众不明就里，把所有的碳水化合物"一棍子打死"，这也是不公平的，关键是如果对碳水化合物处于一种回避的状态，对自己的健康是极为不利的。

实践证明，复杂的碳水化合物较好，富含膳食纤维的豆类和全麦类食品会对人体健康有益。这又是什么原理呢？

高纤维碳水化合物消化得比较慢，结果使体内血糖水平不会升高太快。

现在大家应该清楚了，碳水化合物的摄入是必须的，关键在于合理选择上，我们要尽量选择谷物类的，尽量少选择糖类的（谷物类既含有碳水化合物，又含有蛋白质、维生素矿物质和膳食纤维，是一种复合营养的概念。而糖类直接转化为能量吸收别无他用）。

我们要选择相对较粗的全谷物和豆类，而不要选择精米白面（全谷物膳食纤维含量更为丰富，可以延缓对葡萄糖的吸收，可以平抑血糖。精米白面到体内迅速转化为葡萄糖，与直接食用糖类差别不大，会直接升高血糖，危害身体）。这里还有一个概念要让大家清楚，就是GI值，GI值是血糖生成指数，蔗糖和精米白面都是高GI值的。粗粮和高纤维食品都是低GI值的。

更多精彩内容
请扫码收听

维持生命之元素——维生素

维生素顾名思义就是"维持生命之元素"，维生素也叫维他命，单听这个名字就感觉挺有分量的。维生素和脂肪、碳水化合物、蛋白质不同，它本身不提供能量，也不构成机体组织。但是他是个"贤内助"，可以帮助人体吸收能量和构成基本物质原料，起到非常重要的催化作用。

维生素是微量元素，是以毫克、微克计算摄入的。维生素虽小却是个庞大的家族，在营养素里面也是细分种类最多的一个。现阶段所知的维生素就有几十种，一种是按照其是否溶于水，而分为水溶性和脂溶性两大类。水溶性维生素可以溶解于水，主要有B族维生素和维生素C。脂溶性维生素不溶于水只溶于脂肪，有维生素A、维生素D、维生素E、维生素K几种。

还有一种方式是按照发现顺序和功能进行分类，分为A、B、C、D、E、H、K等，B族维生素又细分为B_1、B_2、B_6、B_{12}等。多数维生素在食物中直接含有，有的则需要摄入同类物质再在体内进行转化，这类物质称为维生素原，比如说 β 胡萝卜

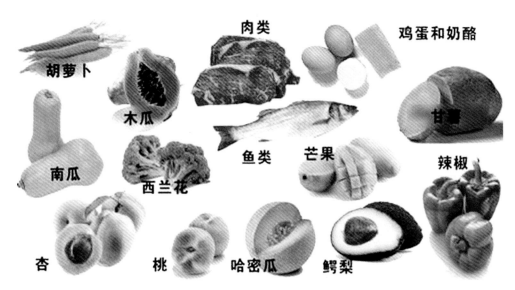

富含维生素的食物

素能转变为维生素A；7-脱氢胆固醇可转变为维生素D_3；

我们先从脂溶性维生素开始了解。首先是人类最早发现的维生素A开始。

维生素A

维生素A有A_1和A_2两种，天然的维生素A_1存在于动物肝脏，A_2主要存在于淡水鱼的肝脏中。许多植物如胡萝卜、番茄、绿叶蔬菜含类胡萝卜素物质，其中有些类胡萝卜素具有与维生素A_1相同的环结构，在体内可转变为维生素A，故称为维生素A原。

维生素A最突出的作用是有益于眼睛，维生素A是眼睛中视紫质的原料，人缺少它会得干眼病、夜盲症等。维生素A可促进视觉细胞内感光色素的形成。可调试眼睛适应外界光线强弱的能力，有助于多种眼疾。

除此之外，维生素A还有促进生长发育、强壮骨骼、维护头发、牙齿健康的作用。还可以保持皮肤湿润，有助于祛除老年斑等。

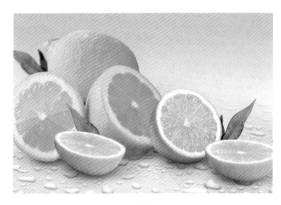

维生素C

另外，许多研究显示皮肤癌、肺癌、喉癌、膀胱癌和食道癌都跟维生素A的摄取量有关；不过这些作用我们不用一一记住，仅对眼睛的好处就值得我们要注意多补充维生素A，因为我们现在使用手机、电脑过多，眼睛的问题是普遍性的问题。

维生素D

维生素D的突出特点是它具有抗佝偻病的作用，维生素D一般在动物的肝及蛋黄中含量较多，鱼肝油中含量最为丰富。

维生素D有调节钙的作用，所以它是骨骼和牙齿正常发育所必需的。特别是孕妇、婴儿及青少年的需要量大。如果孩子在发育期间维生素D摄入量不足，血中钙与磷低于正常值，会出现骨骼变软及畸形：发生在儿童身上称为佝偻病，在孕妇身上为骨质软化症。

人体中维生素D的合成跟晒太阳密切有关，因此，生活中我们要经常适度地增加光照，晒晒太阳有利于健康。

维生素E

维生素E是一种优秀的抗氧化剂，具有延缓衰老和防癌的作用。维生素E又名生育酚，对生育来说维生素E是必需的。缺乏维生素E时，容易诱发不育症、先兆流产等。

维生素K

维生素K可能大家听说得比较少，但是它也有一种非常重要的功能，就是凝血。由于它具有促进凝血的功能，故又称凝血维生素。常见的有维生素K_1和K_2。人体缺少它，凝血时间延长，严重者会流血不止，甚至死亡。

维生素H

维生素H也叫生物素，维生素H具有防止白发和脱发，保持皮肤健康的作用。如果将生物素与维生素A、B_2、B_6、烟酸（维生素B_3）一同使用，相辅相成，作用更佳。在复合维生素B和多种维生素的制剂中，通常都含有维生素H。

以上我们所讲的都是脂溶性维生素，脂溶性维生素的特点就是不溶于水，因此需要提醒的是，对于脂溶性的维生素，一般不要空腹冲服，这样在体内不能很好地溶解，严重影响吸收。比如说我们在食用胡萝卜时一般建议是炒着吃，这样和油脂一起进入体内，就是为了更好地转化和吸收。服用维生素E的滴丸时最好在餐后服用，也便于和其他脂肪类食物一起吸收。

更多精彩内容
请扫码收听

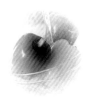

什么是水溶性维生素

水溶性维生素种类比较少，只有B族维生素、维生素C和维生素P。但是细分的品类比较多，作用也比较大。

维生素B$_1$

缺乏维生素B$_1$是脚气病的主要原因，脚气病比我们普通的脚气要严重。18～19世纪脚气病在东南亚一带广为流行，当时每年约有几十万人死于脚气病。中国古代医书中早有治疗脚气病的记载，名医孙思邈已知用谷皮治疗脚气病。

谷皮就是富含维生素B$_1$的。除了可以治疗脚气病，维生素B$_1$还可以增进食欲，维持神经正常活动等。成人每天对维生素B$_1$的需求并不大，大约几毫克就够了。维生素B$_1$主要存在于米糠、蛋黄、牛奶、番茄等食物中。

维生素B$_2$

维生素B$_2$又名核黄素，可以促进生长发育和细胞的再生。维生素B$_2$在碱性或光照条件下极易分解。熬粥不放碱就是这个道理。人体缺少它易患口腔炎、皮炎、微血管增生症等。成年人每天应摄入2～4毫克，它大量存在于谷物、蔬菜、牛乳和鱼等食品中。

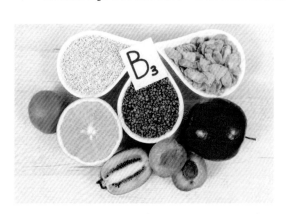

维生素B$_3$

维生素B$_3$

维生素B$_3$，又称为烟酸，是B族

维生素中人体需要量最多者。它不但是维持消化系统健康的维生素，也是性荷尔蒙合成不可缺少的物质。对生活充满压力的现代人来说，烟酸维系神经系统健康和脑功能正常运作的功效，也绝对不可以忽视。

有一个判断是否缺乏烟酸的窍门，就是当皮肤对太阳光线特别敏感时，常常是烟酸不足的早期症状；皮炎、脱皮、皮肤粗糙的人需要补充烟酸；经常精神紧张、暴躁不安，甚至患精神分裂者补充烟酸有益；糖尿病患者、甲状腺功能亢进者也需要补充烟酸。

维生素 B_5

维生素 B_5 又称泛酸。维生素 B_5 可以帮助我们抗寒冷、抗感染、防止某些抗生素的毒性，消除手术后腹胀的症状。

维生素 B_6

维生素 B_6 帮助分解蛋白质、脂肪和碳水化合物。缺少它会引起呕吐、抽筋等症状。酵母、动物肝脏、瘦肉及谷物等食物中都含有丰富的维生素 B_6。维生素 B_6 是许多种有关氨基酸代谢酶的辅酶，故对氨基酸代谢十分重要。

维生素 B_7

维生素 B_7（也称为生物素）的主要作用是帮助人体细胞把碳水化合物、脂肪和蛋白质转换成它们可以使用的能量。

研究表明，维生素 B_7 还可以帮助糖尿病患者控制血糖水平，并防止该疾病造成的神经损伤。

维生素 B_9

又称叶酸。生过孩子的人对于叶酸都不陌生，这是怀孕期间医生普遍推荐的营养补充剂。叶酸参与细胞增生、生殖、血红素合成等作用，对血球的分化成熟、对胎儿的发育（血球增生与胎儿神经发育）有重大的影响。可以保护心脏血管，还可以减缓阿尔茨海默病的发生。

维生素B₁₂

维生素B₁₂是人体造血不可缺少的物质，缺少它会产生恶性贫血症。维生素B₁₂是维生素中唯一含有金属元素的，促进维生素A在肝中的贮存；促进细胞发育成熟和机体代谢。

维生素B₁₅

维生素B₁₅也称潘氨酸。主要用于抗脂肪肝，提高组织的氧气代谢率。有时用来治疗冠心病和慢性酒精中毒。

维生素B₁₇

普遍认为维生素B₁₇有控制及预防癌症的作用。

除此之外，胆碱和肌醇也往往归于必需维生素类，它们俩是B族维生素的成员。

维生素C

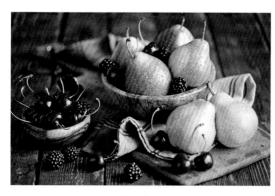

维生素C

维生素C可能是大众认知最多、普及最广的一种维生素了。生活中我们常见的维生素C含片和泡腾片很多。

维生素C又叫L抗坏血酸，是一种水溶性维生素，能够治疗坏血病并且具有酸性，所以称作抗坏血酸。在柠檬汁、绿色植物及番茄中含量很高。最早在地理大发现时代，许多水手在远洋航行时会得一种典型航海病，患者皮肤溃烂、牙龈出血不止，不久就会危及生命，这就是坏血症，是一种因为缺乏维生素C而产生的皮肤、黏膜下出血、牙龈肿胀、关节和肌肉疼痛。也正是由于这个原因，维生素C又得名抗坏血酸。

维生素C是最不稳定的一种维生素，由于它容易被氧化，在食物贮藏或烹调过程中，甚至切碎新鲜蔬菜时维生素C都能被破坏。所以炒菜不可用铜锅和加热过久。

据诺贝尔奖获得者鲍林研究，在一定条件下，服用大剂量维生素C对预防感冒和抗癌有一定作用。这个也是我经常采用的方法，一旦感觉口干舌燥、感冒欲来的时候，赶紧服用一些维生素C含片，症状会迅速得到缓解。

人体对于维生素C每日的需求量，根据中国营养师学会建议的膳食参考摄入量（RNI），成年人为每天100毫克，2个猕猴桃，150克草莓，1个柚子，200毫升橙汁。

一般情况下，服用大量维生素C被认为没有害处，因为肾脏能够把多余的维生素C排泄掉，但是最新的研究发现，体内有大量维生素C循环不利于伤口愈合。每天过量摄入维生素C可能会导致腹泻、肾结石等，甚至还会引起基因缺损。

维生素P

维生素P也是水溶性的，这一点常人一般并不了解。维生素P也不是主流的类别，它主要是担当助理的角色。因为它可以防止维生素C被氧化而受到破坏，增强维生素C的效果。许多营养学家认为，当服用维生素C时，最好应该同时服用维生素P，以增强它们的协同作用。

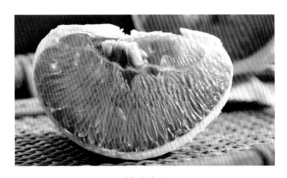

维生素P

还有维生素T、维生素U，都可起到辅助作用。

维生素的品种基本都提到了，当然其功能和其他信息我们并没有讲全，但是这个不用担心，因为一般情况下，只要不偏食，这些维生素都可以从膳食中获得。即使缺乏某种维生素，知晓了他所对应的症状，也可以轻松地买到维生素的营养补充剂。

比如说，为了保护我们的眼睛，要主动摄取维生素A。得了脚气病，身体就告诉我们缺乏维生素B_1了。口腔溃疡和炎症要补充维生素B_2。有了感冒的前兆，赶紧增加维生素C的摄入，提高抵抗力，也许就躲过了一场难受的感冒。经常晒晒太阳，有利于维生素D和钙质的吸收。这也是将来营养和医学发展的方向，叫精准营养、精准医疗。

自然界的进化很有意思，我们人类是最高级的动物，很多东西却要依赖外部摄取，而很多野生动物都可以自己解决。比如说狮子、老虎，他们对于维生素C等的需求就可以在体内转化。

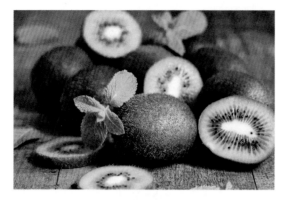

狝猴桃

更多精彩内容
请扫码收听

维生素 A：对眼睛有益，预防夜盲症。

维生素 B_1：治疗脚气病，还可以促消化。

维生素 B_2：治疗口腔溃疡，还可以预防很多炎症。

维生素 B_{12}：治疗巨幼红细胞性贫血。

维生素 C：增强抵抗力，还可预防坏血病。

维生素 D：强健骨骼，还可预防佝偻病和骨质疏松症。

维生素 E：促进性激素分泌，可预防不育，流产。

人类的"新宠"——益生菌

益生菌是对人体有益的活性微生物，是定居在人体肠道、生殖系统内，可以改善人体微生态平衡、发挥有益作用的细菌的总称。

当人体"住满"足够的益生菌时，人就会处于比较健康的状态，但是一旦体内菌群失去平衡，菌种间比例发生大幅变化或者超出正常数值时，人体就会出现直接的体感和反应，就会亮红灯。比如说：腹泻、过敏、疲倦、免疫力低下等一系列病症都是菌群变化所致。

我们可以想象一下，人体其实也像一个小社会。微生物就是这个小社会里的人

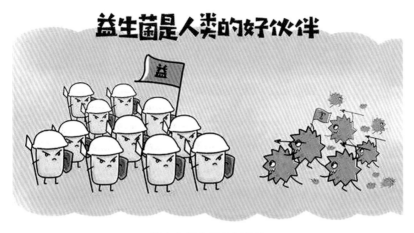

益生菌是人类的好伙伴

类，这些人中有好人也有坏人，同时还有一些中庸的人。当小社会的好人多了，社会就会充满正能量。当小社会的坏人多了，就会乌烟瘴气。

那么益生菌就是小社会的好人，我们身体内原有的益生菌是定居在这里的原住民好人，补充益生菌是从外面移民来的好人，移民来的人最终要在此定居，才能真正为小社会服务。

这样说，我想大家应该可以理解益生菌是什么了。那人体的益生菌有哪些？也就是好人有哪几种呢？

到目前为止，科学家已发现的益生菌大致可以分成三大类。

第一类是乳杆菌类（乳杆菌里包含嗜酸乳杆菌、干酪乳杆菌、詹氏乳杆菌、拉曼乳杆菌等）；第二类是双歧杆菌类（如长双歧杆菌、短双歧杆菌、卵形双歧杆菌、嗜热双歧杆菌等）；第三类是革兰阳性球菌（如粪链球菌、乳球菌、中介链球

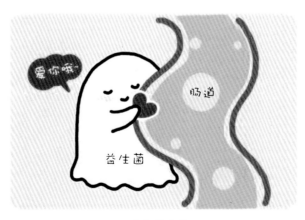

肠道与益生菌

菌等）。

此外，还有一些酵母菌也属于益生菌的范畴。

菌群和人体是完全对应的，应该说一个健康的人一定有一个平衡的、健康的菌群。但是这个平衡也不是恒久不变的，很多外来的因素都会打破这种平衡，比如说不当的用药、变质的食物、饮食结构的变化、年龄的变化、其他病菌的侵袭等，都会打破原有的平衡。

还有一些人群，先天或者本身就不平衡，必须进行补充。

先天不足的宝宝 比如说剖腹产、早产、低体重以及非母乳喂养的婴儿，这些宝宝先天不足，免疫力低下。

腹泻人群 不论细菌、病毒、原虫引起的感染性腹泻，还是非感染性腹泻，都是肠道菌群失调。

接受放化疗的肿瘤患者 化疗药物及射线会杀死益生菌，导致肠内菌群失调，会严重影响患者康复。

肠炎患者 补充益生菌可以较快地改善溃疡性结肠炎。

乳糖不耐受（"牛奶过敏"）者 这种人群先天性缺乏乳糖酶，占一定的比例，不能喝牛奶。益生菌可帮助分解牛奶中的乳糖，促进对牛奶中营养成分的吸收。

老年人 人体肠道内双歧杆菌等益生菌会随年龄老化而减少，补充益生菌可作为老人的一种保健方法。

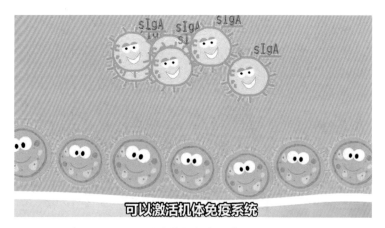

益生菌与免疫系统

另外大家要知道，益生菌是很"娇气"的微生物，对储存环境要求很严格，比如说：首先，它们只适合在低温环境下生存，最好在2～10℃，高于60℃之后就难以存活；其次，最好是处于非液态状态下，液体中益生菌存活率低；最后是避免强酸，比如说胃酸。在空腹胃酸较强的状态下，益生菌能够存活的也不多。所以说服用益生菌的时间最好是餐后或随餐服用。

这些都是为了保障益生菌的活性，活性是关键，如果到达我们肠道的都是死菌，吃了一堆益生菌的尸体，那对人体也没有多大的用处。

众所周知，不同的年龄阶段需要不同的营养，而不同年龄段所出现的健康问题也不尽相同，解决办法也各有侧重。0～6岁婴幼儿童属于"免疫不全期"。此时期胃肠功能、免疫功能尚不完善，机体抵抗力较弱，在此阶段通过补充益生菌，维持肠道菌群平衡，保持益生菌的优势地位，对婴幼儿童健康影响极大。

考虑到益生菌一路到达肠道不容易，因此对益生菌的摄取数量也要保障，至少1个小的单位要达到100万个才有效。我国乳酸菌标准明确规定，酸奶中活菌的数量要达到每毫升100万个。否则，就不能保证最终到达大肠的活菌量，也就无法保证功效。

同时，食物及饮食习惯也与要摄入的益生菌协调。比如筛选自欧洲人体肠道的益生菌菌株并不一定完全适合亚洲人群的肠道。所以益生菌产品的选择应该以是否适合我们中国人自己体质和生活方式所需作为挑选的第一要素。

益生菌是外源细菌，作用更直接。但是，它有较明显的针对性，即针对不同的病因及体质，添加不同的菌种，如双歧杆菌对胃肠道疾病有显著功效等。

免疫系统对于由外部而来的益生菌有识别的过程，当外部直接添加益生菌时，不同体质的人体可能会产生不同的反应，毕竟要有个适应的过程。

原卫生部在2010年发布了一个《可用于食品的菌种目录》。这个目录一共列举了允许用于做含有益生菌的食品的菌种21种，包括双歧杆菌6种，乳杆菌14种和链球菌1种。

最后告诉大家，在选择益生菌产品时，要看看标签上有没有列出所用菌种的种名和菌株名称。这两个都要有，如果只有种名，没有菌株的名字，这个产品的菌种来源就很可疑了。只有两个名称都齐全，才能说明这个厂家使用的菌种有清楚的来历，应该做过必要的功效学和安全性试验，这才符合选择益生菌产品的最基本的条件。

如果产品标签上宣称产品中有活细菌，但是，没有告诉你细菌种名和菌株名称的话，需要加倍小心。要知道，相对于你的肠道生态系统来说，你吃进去的益生菌其实是个"外来入侵物种"，要让它对你的肠道生态系统有良好的调节作用，最起码菌种来历要清楚，要有足够的动物试验和临床试验的安全性和有效性的证据。

举个例子，兔子是没有攻击性的、多么可爱的小动物，但是，被引进到澳大利

更多精彩内容
请扫码收听

亚以后，却给当地的生态系统带来了灾难性的后果。

关于益生菌的话题和专业知识非常的庞杂，本身微生物就是一个复杂的学科。对于我们来说，要重视益生菌。当我们体内微生态遭遇破坏时知道利用益生菌来迅速重建，懂得益生菌的基本识别和服用方法也就够了。知识的认知也是一个循序渐进的过程，我们由浅入深，慢慢掌握。

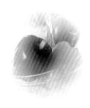

益生元与益生菌你分得清楚吗

很多人把益生元当作益生菌，别看一字之差，其实完全不同。益生菌是一类微生物，益生元是一种膳食补充剂。

我们这样说可能更容易理解一些，即益生元是益生菌的食物，也可以理解为是益生菌的增殖因子，它对促进益生菌的生长和活性有积极的影响。一个是动物，一个是食物。

益生元在体内不能被消化吸收，但是可以在肠道内发酵产生短链脂肪酸，从而促进益生菌的增长。益生元有个最大的优点，就是从不会"看错人"，它只刺激有益菌的增长，而从不被有害菌所"迷惑"。从这一点来说，益生元堪称"圣贤"。

最基本的益生元也算一种碳水化合物，理论上来讲，任何可以减少有害菌种，而有益于促进健康的菌种或活动的物质都可以叫做益生元。益生元代表一类物质，细分起来有很多不同的品种。

追溯一下益生元较早的应用，应该就是大家所熟悉的双歧因子了。它是促进肠内双歧杆菌生长的益生元，是在婴幼儿食品中应用最早的，也几乎成了益生元的

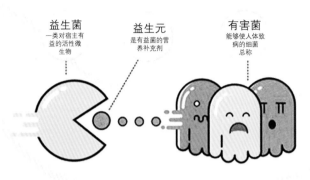

肠道小天地

代名词。目前益生元的种类逐步多了起来，比如说"低聚果糖、异麦芽低聚糖、菊粉、水苏糖、聚葡萄糖、低聚木糖"等也是益生元中优异的代表。

我们知道了益生元是促进益生菌增殖的一类物质，主要作用于肠道菌群，对于身体上有哪些生理功效呢？

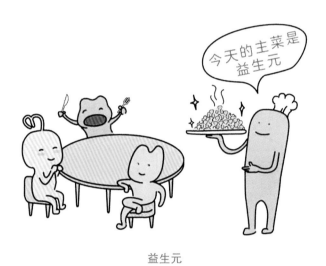

益生元

改善便秘

这个与膳食纤维相类似的功效已经被证实了，只不过膳食纤维对便秘的功效更全面一些。而益生元只是通过发酵产生肠气体来增大肠体积，从而缩短了消化物在肠中的逗留时间。吃了益生元典型的反应是屁多。

降低肠道pH值

肠道pH值过高是造成很多疾病的根源，一些肠道疾病如阶段性回肠炎的特征都是有过高的肠道pH值。益生元降低肠道pH值可以减少这些疾病的发生。

调理细菌平衡

益生元可以帮助肠道在遭遇破坏之后进行重建，比如经过抗生素、腹泻、压力或其他药物（非抗生素类）的干扰后，重新恢复肠内细菌平衡。这是一种很特殊的能力，要能平衡各种微生物的关系。

增强免疫力

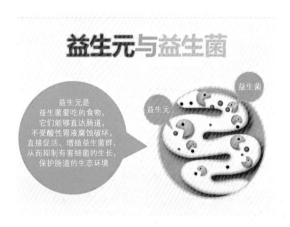

益生元本身对免疫系统没有作用，但是通过改变肠菌落从而可能影响免疫系统，这种刺激可以激活免疫系统来抵抗致病菌。

除此之外，益生元还有利于促进钙的吸收利用，减少骨质疏松症的发病率。降低三酰甘油和胆固醇含量，减少动脉粥样硬化和心血管疾病等。

大家有没有发现，随着我们了解越来越多的营养物质，会发现有一些

益生元与益生菌

营养物质在生理功效上有相似之处。其实更多的时候他们是在发挥一种协同作用，或者兼具一些功效成分。比如说，大多数水溶性膳食纤维都有益生元的功能，因此兼具膳食纤维和益生元的双重身份，像菊粉、聚葡萄糖等很多功能性低聚糖就是这样。

值得注意的是，不同年龄阶段人群的肠内双歧杆菌，其组成和比例有一定不同。同时，不同的益生元在人体内发挥的作用也略有不同。随着年龄增长，或不良饮食习惯及疾病等的影响，肠内双歧杆菌的数量和比例很有可能会大幅下降，不利于人体健康状态的保持。

很多研究已分别证实：异麦芽低聚糖、低聚果糖、低聚半乳糖、低聚木糖、菊粉等有明显的双歧杆菌增殖作用。尤其是低聚半乳糖和异麦芽低聚糖能被各种双歧

杆菌良好利用，并且是增殖率较高的益生元。因此，我们在选用这些产品时，很有必要看看产品的配料表。

更多精彩内容
请扫码收听

科学家对益生元的评价是很苛刻的，他们认为成功的益生元不仅要能够增殖有益菌，还要能抑制有害菌的增殖。不仅可以"扬善"还可以"抑恶"。异麦芽低聚糖就是这样，不仅对双歧杆菌等有益菌可以大量增殖，对有害菌——梭菌有明显的抑制作用，对潜在致病菌（如肠杆菌、肠球菌）也有抑制作用。

总之，随着科学的发展和临床的不断验证，针对不同的群体和需求，将会有很多对应的益生元出现，这都是精准营养发展的目标。

 # 神秘又可怕的细菌——幽门螺杆菌

幽门螺杆菌（Hp）因其形状有点像螺杆而得名，是一种单极、末端钝圆、螺旋形弯曲的细菌。在胃黏膜上皮细胞表面呈现为典型的螺旋状或弧形。

我们曾经错误地认为，胃内高酸的环境内是无法有细菌生存的。直到1983年澳大利亚科学家马歇尔和沃伦发现，胃溃疡、慢性胃炎、胃癌等胃病都与一种细菌有关，最终这两位澳大利亚科学家因为发现幽门螺杆菌与胃病的关系，获得了2005年的诺贝尔医学或生理学奖。

流行病学研究表明，幽门螺杆菌感染了世界范围内一半以上的人口，

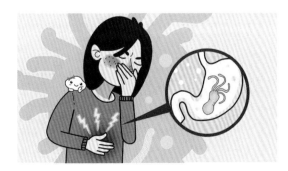

幽门螺杆菌

在亚洲地区，中国内地、中国香港等的感染率高达60%～70%。

幽门螺杆菌具有很强的传染性。可通过手、不干净的食物、餐具、水源等途径传染，"口腔传播"是最主要的传播方式和途径，家庭内部也是主要的传染区域，父母感染了其子女的感染机会比其他家庭高得多。

理论上人类一旦感染了幽门螺杆菌之后，若不进行治疗，几乎终身处于持续感染中，因此感染率随着年龄增长而增长。

首先我们来看一下，幽门螺杆菌究竟和胃病是什么关系。

作为唯一能内在胃内生存的细菌，胃病的发生和幽门螺杆菌必然有很大关系，尤其是和胃炎、胃溃疡的关系已经非常的明确。世界卫生组织也已经把幽门螺杆菌列为第一类致癌因子，并明确是胃癌的主要危险因素。

同时在慢性胃炎患者的胃黏膜活检标本中，幽门螺杆菌检出率可达80%～90%，而消化性溃疡患者更高，可达95%以上，甚至接近100%。胃癌由于局部上皮细胞已发生异化，因此检出率高低波动较大。

感染幽门螺杆菌会启动一系列的致病事件：导致萎缩性胃炎、肠上皮化生、异型增生和最终胃癌的发生。其次幽门螺杆菌的代谢产物CagA、VacA（空泡毒素）可导致胃黏膜发生损伤、诱导炎症，从而导致慢性胃炎、胃溃疡等胃病，也增加了胃癌的患病风险。

但"胃病"也不全都是幽门螺杆菌的错，他们可能只是始作俑者，特定的条件

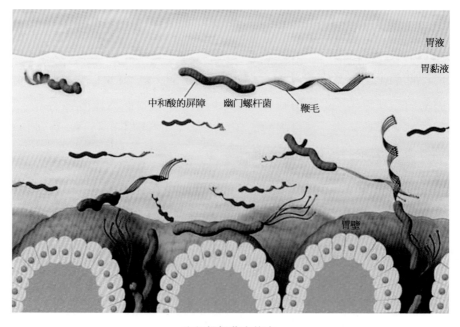

幽门螺杆菌在体内

使得幽门螺杆菌更容易兴风作浪，比如遗传因素、生理状态、宿主的易感性等。

下面我们简单来探讨一下幽门螺杆菌的"犯罪"经过和作用机制。

慢性胃炎 在久治不愈的胃病患者中，发现幽门螺杆菌的阳性率居高不下。如果根治幽门螺杆菌后，慢性胃炎的症状就慢慢好了。对幽门螺杆菌的"调查"发现它主要是通过在胃黏膜上的定植、侵入宿主的防御系统、毒素的直接作用以及诱导炎症反应等间接作用损害宿主组织。

胃溃疡 在胃溃疡中也经常可以见到幽门螺杆菌的身影，它分泌的尿素酶将尿素分解为氨和二氧化碳，破坏了胃黏膜抵御胃酸攻击的屏障。它还通过自身的黏多糖等物质促进炎症因子的释放，引起胃黏膜的炎症反应。

胃癌 根据流行病学资料，幽门螺杆菌与胃癌的发生有十分密切的关系。而实验研究显示，幽门螺杆菌可引起原癌基因激活，抑癌基因失活，癌基因过度表达及基因突变等。

龋齿、血栓栓塞 有研究证明，龋齿部位牙菌斑幽门螺杆菌阳性率明显高于非龋齿部位，提示幽门螺杆菌和致龋因子有可能在牙菌斑里"狼狈为奸"，相互依赖，导致龋齿的发生。

另外也有研究证明幽门螺杆菌也与胃黏膜相关淋巴组织（MALT）淋巴瘤、复发性口腔溃疡、口臭等有关。

幽门螺杆菌在人体内呈螺旋状运动，在胃黏膜处钻孔，使局部胃组织呈溃疡状态。在体内钻洞的时候，会产生小的血块，这种小血块如果流入心脏或脑部，

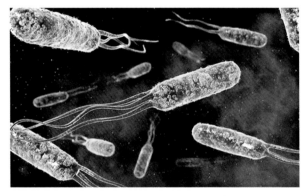

幽门螺杆菌的形态

形成血栓将造成患者猝死。目前因胃幽门螺杆菌引起的猝死发生率为5%左右。

听到这里，我们大概清楚了幽门螺杆菌的所犯的"罪行"，同时也感到毛骨悚然。但也不必太过紧张，流行病学资料表明：人群中几乎有一半终生感染幽门螺杆菌，但只有10%的感染者发展为明显的临床疾病。感染与发病并不是一回事，有些人虽然感染了幽门螺杆菌，但却能与身体和平相处，只有当身体抵抗力下降和一些其他促发因素，才会导致发病。所以有些感染了幽门螺杆菌后临床只表现为胃功能失调者，也不主张立即治疗，可先观察，如不见好转，再考虑药物治疗。

如何预防幽门螺杆菌呢？

全家总动员：家庭成员应同时检测和治疗；分餐消毒碗筷，尤其是家庭成员中已经发现感染者，要进行隔离分餐。

幽门螺杆菌还存在于人体口腔中，所以应该同时做好口腔卫生、漱口水预防。

幽门螺杆菌检查方法一般有三种。

呼气检测仪检查　这是幽门螺杆菌检测的最先进设备之一，不需插管，只需轻轻吹一口气，就能查出胃病致病"元凶"幽门螺杆菌。简便、快速、准确性高，无创伤、无交叉感染。

免疫学检测　通过测定血清中的幽门螺杆菌抗体来检测幽门螺杆菌感染，包括补体结合试验、凝集试验、被动血凝测定、免疫印迹技术和酶联合吸附测定等。

细菌的直接检查　通过胃镜检查钳取胃黏膜作直接涂片、染色，组织切片染色及细菌培养来检测幽门螺杆菌。

通过了解我们知道，幽门螺杆菌感染很普遍，有些人也不需要治疗。但是有一部分人群则需要特别注意，必须尽快根除。例如有胃癌家族史的人、特发性血小板减少性紫癜患者、消化性溃疡（胃溃疡、十二指肠溃疡）患者、早期胃癌术后患者、胃MALT淋巴瘤患者、慢性胃炎（伴黏膜萎缩或糜烂）患者。

中医对幽门螺杆菌的理解，主要从寒、热来分辨，一般分为寒证、热证、寒热错杂证。

寒证引起的幽门螺杆菌感染，数量不多，增生活跃不明显，或者处于稳定期。

热证引起的幽门螺杆菌感染，在临床最为多见，表现的证候比较明显，常常伴有胃部糜烂、口干口臭等一系列消化道的症状。这时候检查可以检查出大量幽门螺杆菌感染。

寒热错杂类幽门螺杆菌感染，患者整体辨证为寒，但是局部辨证为热，这个也比较多见。

但不管属寒还属热抑或属于寒热错杂，我们在辨证的基础上，根据幽门螺杆菌的特性总结出几个简单的食疗方法，专门杀灭幽门螺杆菌，临床使用疗效非常突出。

蒲公英　蒲公英性甘、寒，是天然的抗生素，并且不伤脾胃，也几乎没有副作用，是消灭

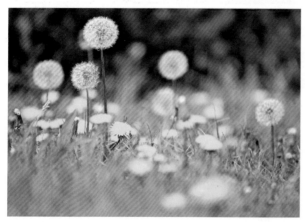

蒲公英

幽门螺杆菌的"一把好手"。根据患者的具体情况和症状的轻重，连用 1 ～ 2 个月可有明显的效果，剂量一般为 15 ～ 30 克。

铁树叶 铁树叶性甘、酸，自古以来就有铁树叶治疗胃部肿瘤、胃部糜烂的记载，如《纲目拾遗》："治一切心胃及气痛。"它既能消炎止痛，又能活血，无论是胃部糜烂，还是胃部肿瘤皆可使用，一般用量在 30 克左右。

芙蓉叶 芙蓉叶性凉、微辛，它既能清热消炎，又能生肌敛疮，所以在糜烂性胃炎中大量使用可杀灭幽门螺杆菌，一般用量 15 ～ 30 克。

以上三种中药也可以混合起来一起食用，且在辨证的基础上使用，会达到更为理想的效果。

另外，在饮食和生活习惯上也要注意。

（1）养成良好的卫生习惯，饭前便后洗手，蔬菜、瓜果要洗净，尽量熟食。少吃或不吃半生的肉类。

（2）防止病从口入，不吃不洁食物，不吃变质食物，储存在冰箱里的食物，放置时间不要太久，以免感染细菌，另外，生食和熟食要尽量分开，避免感染病菌。

（3）食物软烂易消化，烟熏、腌制食物、冷酸辣、油炸刺激的食物，最好不要食用。

（4）多吃一些蜂蜜、西兰花、大蒜等富有抑菌作用的食物。

市场上有一种叫"幽研素"的非抗生素类制剂，是以罗伊氏乳杆菌配合水溶性膳食纤维的固体饮料，也是一种不错的选择，避免因抗生素对机体带来的伤害，大家可以尝试一下。

当然，在食疗不愈的情况下，只有采用抗生素来治疗，一般都采取抗菌联用的方案，常用的有阿莫西林+克拉霉素+甲硝唑等。这个我们就不去推荐了，重要的是要了解自己以往的用药史，因为身体一旦产生抗药性，也会使效果大打折扣。所以，初次治疗失败后，补救治疗可选用其他方案，不要重复已用过的方案。

通过以上介绍，相信大家能够知晓一些幽门螺杆菌的基本知识，在体检的时候注意增加这一项检测指标。如果确定已经感染，赶紧按照我们推荐的食疗方案进行改善，马上修正自己不良的生活习惯和饮食结构。如果超标过高，且伴随其他症状，可以采取多管齐下或者抗生素治疗。

更多精彩内容
请扫码收听

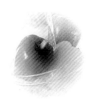

脂肪果真如此糟糕吗

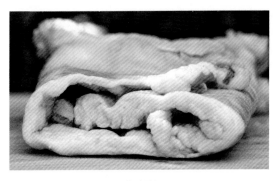

猪油脂

很多人谈脂肪色变。一听到"脂肪"这个词，人们马上就联想到油腻的肥肉、臃肿的身材。脂肪，这个旧社会求之不得的美味现在竟然处处被人唾弃。

记得原来上海民间有一个趣谈，说在"计划经济"时期，人们的口粮还是凭票供应。那时候温饱尚不能满足，能吃上一点腥算是奢求。有的人为了显示自己家里生活条件好，会在家里准备一块猪皮。出门时拿着猪皮在嘴上抹一抹，看起来满嘴流油。这样出来见到街坊邻居感到倍有面子，肯定今天家里又吃大鱼大肉了。

可说不清从什么时候开始，脂肪的"社会形象"开始变得负面起来，甚至有的人把现在很多富贵病、慢性疾病的帽子都"扣"在脂肪的"头上"。脂肪果真如此糟糕吗？我们来客观地了解一下。它对人体的危害到底在哪里？

脂肪，俗称油脂，由碳、氢和氧元素组成。它既是人体组织的重要构成部分，又是提供热量的主要物质之一。食物中的脂肪在肠胃中消化，吸收后大部分又再度转变为体内脂肪。它主要分布在人体皮下组织、肠系膜和肾脏周围等处。体内脂肪的含量常随营养状况、能量消耗等因素而变动。

脂肪是生命运转必需品，对生命极其重要，正是脂肪这样的物质使细胞有了存在的基础，依赖于脂类物质构成的细胞膜。因此毫不夸张地说，没有脂肪这样的物质存在，也就没有生命可言。

脂肪是由脂肪酸和甘油结合而成。因此可以把脂肪看作机体储存脂肪酸的一种形式，从营养学的角度看，某些脂肪酸对我们的大脑、免疫系统乃至生殖系统的正常运作来说十分重要，但它们都是人体自身不能合成的，我们必须从膳食中摄取，大量摄入这些被称为多不饱和脂肪酸的分子，有助于健康和长寿。同时一些非常重要的维生素需要膳食中脂肪的帮助我们才能吸收，如维生素A、维生素D、维生素E、维生素K等都需要脂肪的帮助才能吸收。

一个正常人的体内脂肪含量大约在27%左右，这些脂肪填平了肌肉和骨骼的间隙，"柔和"了身体的轮廓，赋予了男人雄浑饱满、女人婀娜多姿的身材。除了构成人体优美的曲线外，脂肪还有重要的生理功能，可以减少身体热量损失，维持体温恒定，减少内部器官之间的摩擦和缓冲外界压力。

以上种种需求表明，脂肪对人体来说必不可少。这是脂肪好的一面，我们必须认识到它的价值。

当然从另一面来讲，过多的脂肪确实可以让我们行动不便，过量的脂肪囤积在体内，不仅影响外在美，还带来各种各样的健康问题。过多的脂肪严实地包裹内脏，会影响脏器的正常功能；内脏脂肪通过肝脏代谢被转化成胆固醇进入血液，可能造成多种心血管疾病。肥胖者容易患高血压、冠心病、脑中风、糖尿病，已成为人们的共识。

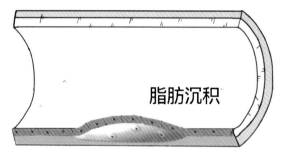

脂肪沉积

但是脂肪也有不同的分类，造成以上原因的多数是饱和脂肪酸，摄入量过高是导致血胆固醇、三酰甘油、LDL-C升高的主要原因，继发引起动脉管腔狭窄，形成动脉粥样硬化，增加患冠心病的风险。

不同的脂肪给人带来的作用不尽相同。曾经在全球盛行的地中海饮食结构则避免了以上诸多问题的产生。地中海饮食是以植物为主的饮食结构，比如水果、蔬菜、坚果、种子、谷物和豆类，加之红葡萄酒、乳制品和少量的肉制品可以降低与心脏病、糖尿病、乳腺癌和中风相关疾病的风险。这是因为地中海饮食中富含丰富的单一不饱和脂肪和 ω-3 多不饱和脂肪（多不饱和脂肪酸）。

而人体所需的必需脂肪酸，一般是多不饱和脂肪酸和单不饱和脂肪酸，可以合成DHA（二十二碳六烯酸）、EPA（二十碳五烯酸）、AA（花生四烯酸），它们在体内反而具有改善血液循环、抑制血小板凝集、阻抑动脉粥样硬化斑块和血栓形成，对心脑血管病也有良好的防治效果。

DHA还可以提高儿童的学习技能，增强记忆。单不饱和脂肪酸可以降低血胆固醇、三酰甘油和低密度脂蛋白胆固醇的作用。

看来，单纯的某一种脂肪酸对人体都是有益的，关键在于怎么能够合理运用它。

我们知道了饱和脂肪酸的危害嫌疑比较大，单不饱和脂肪酸、多不饱和脂肪酸的危害还没发现，反而对人体有诸多好处。说法听得比较多，认为饱和脂肪酸是不好的，单不饱和脂肪酸对降血脂、保护心血管疾病有好处，多不饱和脂肪酸对慢性病有好处，但存在过氧化风险。

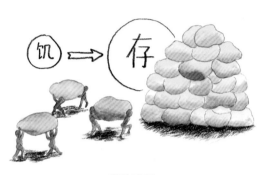

脂肪堆积

实际上，实验室条件和现实中具体到个人的情况又有较大的不同。比如饱和脂肪酸，30年前，我们中国的大部分家庭其实都是用猪油炒菜，猪油是猪肥膘提炼的，名副其实的饱和脂肪。但那时候我们的慢性病发病率远没有现在高。现在大部分人已经不吃肥肉了，吃的都是单不饱和、多不饱和脂肪，但是现在人们的健康问题越来越多。所以，这充分证明富贵病或慢性病绝不是因为脂肪这一单一因素引起的。

近些年大量的研究显示，肥胖其实还和肠道中的菌群有关。2004年，美国科学家戈登发现体内无菌的实验鼠虽然食量比它的孪生同胞大29%，但体内脂肪却少了42%，同时其基础代谢率还低27%。当把这些瘦骨嶙峋的老鼠从无菌环境中放回正常环境后，它们的体重在两星期的时间里，恢复到和同胞一致，食量也随之减少。它也证实了我们长期以来的猜测，肠胃中的细菌能促进食物的消化吸收。

上海交通大学的赵立平教授也是国际知名的微生物专家，他的研究显示，对于脂肪代谢基因被细菌绑架的人来说，要想有效减肥，首先必须调整菌群，必须让这些"肥胖细菌"的数量降低，才能把自己的燃脂基因解放出来。这样，只要静静休息，就能达到减重的目的。赵教授的团队还研究发现，菌群结构恢复正常以后，不仅产生内毒素引起肥胖的细菌减少，代谢健康可以逐步恢复，而且，产生致癌物质等有害毒素的各种病菌都减少，罹患其他疾病的风险也会降低的。

　　所以，肥胖不一定就是脂肪惹的祸。要想减肥，还是先从"养好菌群"开始。

　　现在是时候摒弃偏见，科学地认识人体脂肪了。脂肪对人体既有积极的意义，也有消极的影响。对待脂肪，应该像交友一样，要分清好坏，慧眼识脂肪。少吃一点肥肉也是没问题的，比例合适的脂肪是人体健康所必需的，盲目减肥瘦身很可能损害自身健康。保持体重正常，减掉过多脂肪，才是健康之道。

更多精彩内容
请扫码收听

日常饮食也可调理身体

▍饮食过用，百病丛生

饱食终日究竟是福是祸？

在人类的所有欲望中，对食物的渴求应该是最原始、最强烈的冲动。食物是唯一可以带给我们营养的东西，"吃"是一种本能，是生存之必须。

由于在人类发展史上，食物短缺的时代远远多于食物充裕的时代，大多数时间我们的祖先是在食不果腹中生存，经常吃了上顿没有下顿。因此饥饿的基因深深植根于每个人，只要有机会就会选择尽可能地吃饱。

但是今天，我们已然处于一个食物过剩的时代，堆在我们面前的食物令人眼花缭乱，加之各种香精香料和新工艺的应用，食物的色香味已经达到无以复加的程度，极大地满足了人们的口腹之欲。生活中，这样的场景特别多，比如说吃自助餐、和朋友聚会、遇到自己的最爱等，稍不留神就会吃过头了。

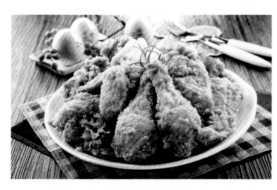

美食

古人对美食追求的最高境界是"食不厌精、脍不厌细"，这些对于我们现代人来说太微不足道了。但这也许仅仅是一个表象，我们看似达到了巅峰的状态，而实则不然。其中最大的疑问是为什么我们吃得越来越好了，反而毛病却越来越多？

前不久我们有一次小范围同学聚会，冷菜上齐准备开吃之时，大家纷纷纷拿出药片，有3位更甚者撩开衣服熟练地注射胰岛素。一桌10个人中竟有5个糖尿病，3个高血压和1个痛风患者。聊起此话题，一同学无比风趣地讲，现如今不得一两样富贵病，实在是不好意思跟大家在一起。同病不再相怜，病竟然成为"和其光同其尘"的一种混世哲学。

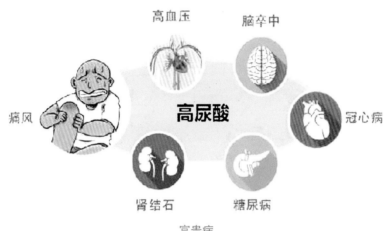

富贵病

"民以食为天"。科学再发达人也不可能不吃。那我们是否有必要思考一下"吃"的本质和吃的诉求，也就是我们为什么要吃？我们该如何去吃？

在食物短缺的时期，我们是为了生存而吃；在食物基本满足的时期，我们在填饱肚子的基础上，为了享受美味而吃；当今时代，食物已经极度丰富乃至过剩，"吃"越来越成为一种负担，令我们的身体无法承受，我们为什么而吃？应该是合理地选择，为健康而吃！这是现阶段我们应该树立的饮食观。

虽然说决定健康的因素是多方面的，但是在影响人体健康的诸多因素之中，饮食因素是居于首位而且是最为重要者。"生病起于过用"是《黄帝内经》发病学的重要思想。可见吃得过饱或热量过多都是病的起因。

这其实是一个极为简单的原理。我们可以想象一下，我们吃进去的东西都要被各个脏器逐个消化吸收，吃得多了器官负担自然会加重，久而久之就成了病。看似突然出现，实则日积月累。《黄帝内经》中也描述"饮食

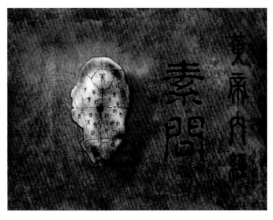

《黄帝内经·素问》

自倍，肠胃乃伤"，就是饮食过量了，肠胃就会受伤。很多医书与论著皆认为饮食不节，暴饮暴食，是百病之源。这一点上，几乎所有的理论对引起疾病的重要因素的立场是一致的。这也是现在很多"辟谷、轻断食"等风行的原因。

西医学发现，饮食过量还容易造成骨质疏松。我们人体内甲状旁腺激素的含量与日常的饮食量成正比。长期饱食就会使人体内甲状旁腺激素增多，过多的甲状旁激素容易使骨骼过分脱钙，从而造成骨质疏松，年轻时就经常饮食过饱的人，到了老年，患骨质疏松的概率明显增加。

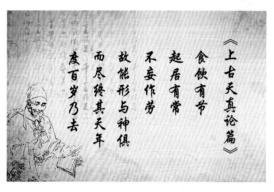

《黄帝内经》之"上古天真论"

医学研究发现，饮食过量还容易导致大脑早衰。这是因为吃饱后，胃肠道的血液循环会增加，将造成大脑血液供应相对不足，使脑细胞正常生理代谢受到影响。有关学者证实，吃得太饱，会让人脑内一种叫作纤维芽细胞生长因子的物质急剧增加，而这种物质，又被证实是促使脑动脉硬化的元凶，脑动脉硬化则与阿尔茨海默病密切相关。

一位科学家拿两窝小白鼠做过一个实验，一窝给予充足的食物，另一窝只给予少量的食物，结果饿鼠的寿命是饱鼠的2倍。这说明在一定条件下，动物或人类的寿命是与摄入的食物量成反比的，或许半饱才是最恰当的生命状态。

古人也有"不饥而食、食不过饱"的说法，吃饭要吃七八成，做事留下三四分。

俗话说：盈满则亏，大巧若拙。是指事情发展到一个极致便会向相反的方向变化，这就告诉我们凡事留有余地，过犹不及。

更多精彩内容
请扫码收听

我们人类从呱呱坠地便知找寻母乳，"吃"原本就是天性之本能。没有人觉得"吃"还需要学习，需要研究。但现实中确应对"吃"这门学问重视起来，"吃"也要与时俱进，也要追求更高的境界，也要有明确的诉求。决不能为了口腹之欲而忘"本"，决不能日进三餐却不知其害。为了健康，切勿暴饮暴食！

您知晓您的血压吗

　　每年的10月8日为"全国高血压日"。"全国高血压日"是原卫生部在1998年10月8日提出设立的，目的是提高广大群众对高血压危害的认识，动员全社会都来参与高血压预防和控制工作，普及高血压防治知识，增强全民的自我保健意识。

　　每年的全国高血压日都会有一个主题。2018年高血压日的宣传主题是"知晓您的血压"。为什么以此作为主题呢？因为根据调查，目前我国高血压人群中有近一半不知道自己患有高血压，所以说高血压也被称为危害我国居民健康和生命的"隐形杀手"。

　　这里有一组最新的数据，看起来比较吓人。据国家心血管病中心发布的《2016中国心血管病报告》显示：中国成人高血压患病率高达25.2%，患者人数超过2.7亿，每年与高血压有关的死亡人数达200万。这是什么概念啊，成年人中高血压患者超过了1/4，每4个人里面就有1个！

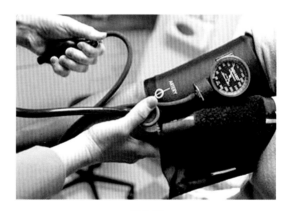

量血压

　　同时，还有一个不容回避的事实，目前高血压发病人群中，低龄化发展趋势较为明显，儿童高血压患者呈逐年增多的趋势。

　　由于个体的差异，血压的高低和症状轻重没有直接关系，不能凭症状和感觉来判断是否患上高血压，很多高血压患者早期没有症状，到一定程度以后才出现头晕、头痛。所以，在此提醒大家，一定要根据年龄段不同主动进行检查。

如何及时发现高血压，控制好高血压

　　首先，要知晓自己的血压状况。这个其实也不难，我们可以在家庭自备一个血压计，如果有点专业知识的可以备那种带水银柱的传统手动的，如果想方便可以备个电子的，使用起来非常方便。另外，不同的人，需要不同的周期来监测自己的血压，大家对号入座。

一类人群是正常的成年人，医学专家建议至少每2年测量1次血压。我建议要更短时间，至少应该1年检查1次。

一类人群是肥胖、长期过量饮酒、吸烟、吃盐多、重口味的、有高血压家族史的人，是高血压的易感人群，应每半年测1次血压。

一类人群是患有糖尿病、高脂血症的，最好每个月测1～2次血压。

一类是已经确诊的高血压患者，更应该坚持自测血压。血压达标且稳定者，每周自测1次；血压未达标或不稳定者，应每天早晚各自测1次。

如何判断自己已经患上高血压

常用的测量血压的方法有：家庭自测、医院诊断，以及动态血压监测，使用不同的方法，诊断的标准也不同。

第一种是在家自己测血压，如果连续3次不同时间（不在同一天）测的血压值中，收缩压≥135毫米汞柱或舒张压≥85毫米汞柱时，基本可以认定为高血压。这时需及时去医院就诊，以免贻误病情。

第二种是在医院就诊测，对于第一次测量血压的，这个指标略微提高了一些，如果发现收缩压≥140毫米汞柱和/或舒张压≥90毫米汞柱，建议在1个月内复查2次，3次测量均达到上述诊断界值，即可确诊为高血压。

第三种是动态血压监测，这种是比较全面的，也是针对一些不太稳定和难以判断的患者。患者需要携带一个"自动血压测定仪"，提供昼夜24小时内的血压变化。这种方法既可以全面反映一个人24小时的血压情况，也可以诊断出一些特殊类型的高血压。动态血压的正常标准为：全天＜130/80毫米汞柱，白天血压＜135/85毫米汞柱，夜间血压＜120/70毫米汞柱。

要清楚高血压的危害

高血压除本身的直接危害外，还可导致脑中风、心肌梗死和肾功能衰竭。研究表明，中青年人群如果高血压不控制，心血管病的死亡风险最高。35～59岁人群如果不对高血压进行干预，心血管病的死亡风险会增加3倍。

即使是轻度高血压，对身体也会带来不同程度的损伤，也要进行主动干预。

通过以上简短的介绍，希望唤起大家对血压的重视。知晓自己的血压是第一步，任何疾病都是早发现、早治疗为好！

更多精彩内容
请扫码收听

以食为药——高血压的食疗方

以食为药，就是食疗。

食疗也叫"食治"，药王孙思邈的《千金方》第二十六卷就是"食治"专篇，强调以食治病，认为"夫为医者，当须先洞晓病源，知其所犯，以食制之，食疗不愈，然后命药"。讲的意思就是在搞清楚病的来源之后，要先从食治开始。主张把"吃"出来的疾病再"吃"回去。实际上，食疗也是历代上医所推崇的。

高血压属于典型的生活方式病，靠药物只能控制，不能治愈。既然是生活方式的问题，还要通过改变生活方式来解决。

首先，我们来分析一下造成高血压的原因，在造成高血压的众多因素中，除了遗传的原发性高血压外，基本都跟神经紧张、熬夜和饮食有关。其中以饮食为诱因的患者占比最大。

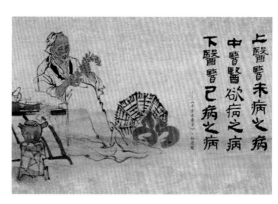

治未病

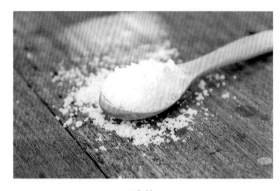

吃盐

而在饮食因素中最突出的是吃盐过量。我国居民的每日盐摄入量平均在10克以上，相对来说北方地区比南方地区吃盐多，这也是导致我国高血压发病率高、并发症严重的原因。而世界卫生组织建议的每人每日盐摄入量应该不超过5克。

研究表明，每日食盐摄入量增加2克，收缩压和舒张压就分别升高2.0毫米汞柱及1.2毫米汞柱，且盐的摄入量与高血压呈正相关，摄入食盐量越多，血压就会越高。

高血压患者想要将血压控制在理想范围内，就必须要限制盐的摄入量。我国膳食中约80%的盐来自烹调或含钠盐高的食品，因此限盐首先要减少烹调用盐及含盐高的调料，如酱油、豆瓣酱、生抽等，特别要少吃各种咸菜及盐腌制食品（如咸菜、咸鱼、火腿、咸鸭蛋等）。

根据高血压的程度不同，专家建议：轻度患者每日食盐控制在4～5克，中度患者每日食盐控制在2～3克，重度或急进型高血压患者可以采取无盐饮食。

第二，当属因饮食不当造成的肥胖。肥胖是导致高血压的独立危险因素。对于肥胖的高血压患者，减轻体重不仅有利于降压，还会大大降低高血压并发症发病率。研究证明，肥胖者体重减轻10千克收缩压可下降5～20毫米汞柱；高血压患者每增加10千克体重，收缩压可上升10毫米汞柱，舒张压升高7毫米汞柱。因此建议高血压患者采取低糖、低脂饮食，严格控制热量摄入。少吃精米白面、蔗糖、动物脂肪、内脏等高热量食物。

第三是抽烟。烟草中含尼古丁、烟焦油等多种有害化学成分。研究证实，抽一支烟后，心率每分钟会增加5～20次，收缩压增高10～25毫米汞柱。另外，抽烟还会使夜间血压显著升高，导致心脏器质性病变（左心室肥厚）。另外烟雾中有30多种对人体有害的物质，因此吸二手烟同样会影响血压。

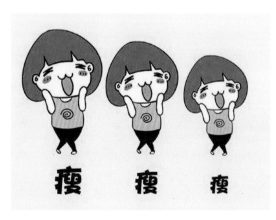

减重

第四是酗酒。研究表明，饮酒与高血压之间有明确关系，酗酒的高血压患者脑卒中死亡率是不饮酒者的3倍。此外，经常饮酒可影响高血压患者服用降压药物的效果，饮酒者血压不易控制。在限酒后，血压可以下降，药物治疗的效果大大提高。

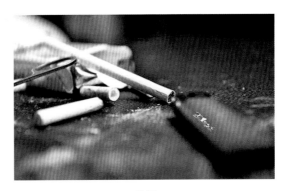
抽烟

《中国居民膳食指南（2016）》建议，如饮酒应限量，尽可能饮用低度酒。以乙醇量计算，成年男性一天建议不超过25克，25克乙醇量相当于啤酒750毫升，或葡萄酒250毫升，或38°的白酒75毫升，或50°白酒50毫升；女性一般不超15克乙醇量，相当于啤酒450毫升，或葡萄酒150毫升，或38°的白酒50毫升，或50°白酒30毫升。

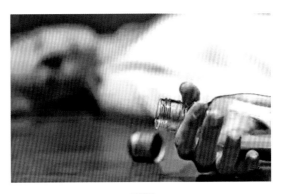
酗酒

我们知道了高血压的成因以及需要控制的一些饮食行为，能不能主动去做些什么控制血压呢？

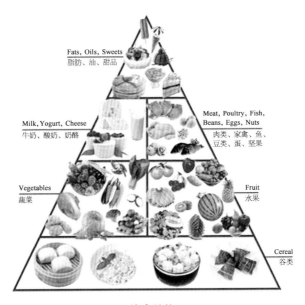
饮食结构

对于一般高血压患者的合理饮食结构，有关专家建议要加大这几类营养素和食物的摄入。

一是多吃优质蛋白质。比如说豆制品、低脂牛奶、鸡蛋等。如果有条件可以进食一些小分子低聚肽，对辅助降压很有好处。

二是增加矿物质和微量元素。特别是钙、钾、镁、锌的补充，这几种微量元素都对降血压和保护心脏有很大的作用。

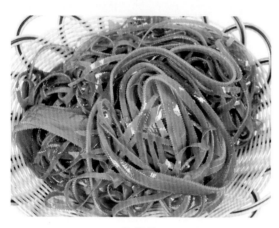

海带丝

三是增加膳食纤维的摄入，膳食纤维可以加速排泄，帮助排出多余的胆固醇。

四是增加水溶性维生素的摄入，维生素C可以血液中的胆固醇氧化为胆酸排出体外，还能加速血液循环，改善心脏的供血功能。B族维生素也有助于控制血压平稳。

具体到日常生活中，我们也可以借助一些蔬菜水果和简单的药膳，来帮助大家轻松地实现降压：这里首推的是蔬果类，包括芹菜、番茄、胡萝卜、海带、香蕉。

芹菜：味甘、性凉，入肝经。具有清热利湿、平肝凉血及健脑镇静的功效。不仅降压、降脂，还有助于减肥。

番茄：生津止渴、健胃消食，番茄红素还具有抗氧化和防癌的作用。

胡萝卜：益气养血、润肠通便。特有的胡萝卜素具有降血压、降血脂和预防糖尿病的功效。

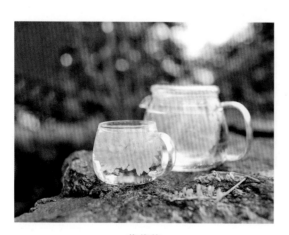

菊花茶

海带：具有软坚化痰、清热利水的功效。丰富的海带氨酸、钙和膳食纤维都可以降血压、降血脂。

水果中我们首推香蕉：香蕉中的钾含量最高，对降压有明显的效果。有临床研究表明，每周吃2根香蕉，一半以上的人群血压可下降5% ~ 10%。

其次，比较便利的方法是喝茶。菊花茶、山楂茶、荷叶茶、槐花茶、首乌茶都有清热解毒、扩张血管的功效，可以作为日常降压的茶饮。

再者是煮降压粥。这是中医比较推荐的。

黄芪枸杞降压粥：取黄芪30克，枸杞子12克，大米50克。将黄芪洗净煎汁3次，混合在一起，然后和枸杞子、大米熬成粥食用。用于气血亏虚型高血压有奇效。

天麻钩藤荞麦粥：取天麻、枸杞子各10克，钩藤20克，荞麦100克。先将天麻、钩藤煎汁3次混合，和枸杞子、荞麦一起熬粥。用于阴虚上亢型高血压的治疗，预防高血压引起的脑出血。

还有一个小偏方，非常简单大家也不妨试一试，就是用醋泡花生米，浸泡7天后食用，每天早晚各10粒，也有很多患者收到了良好的效果。

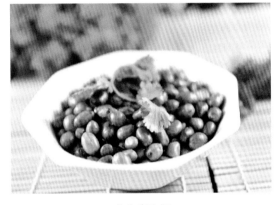

病理性高血压还需要请中医师辨证施治。

当然，我们也不能寄希望于食疗可以完全解决所有高血压的问题，还要依靠其他生活方式的改变来系统改善。除了食疗之外，还要"戒烟、限酒、多运动，早睡、勿躁、心态平。"

花生米泡酒

更多精彩内容
请扫码收听

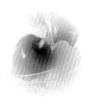

脂肪肝是目前特别普遍的一种慢性病

脂肪肝是目前特别普遍的一种慢性病，尤其以男性居多。在成年男性中有超过1/3的人患有脂肪肝，在一些特殊职业，比如说公务员人群，患病率高达50%以上。

正常人的肝组织中都会含有少量脂肪，如三酰甘油、磷脂和胆固醇等，重量大约为肝重量的3%～5%。

肝脏是脂类合成、运转和利用的场所，但是不能大量储存脂肪。如果脂肪蓄积过多，超过肝重量的5%或在组织学上肝细胞50%以上有脂肪变性时，就可称为脂肪肝。

脂肪肝是指由于各种原因引起的肝细胞内脂肪堆积过多的病变。轻度脂肪肝大多没有临床症状，仅有疲乏感。中度和重度脂肪肝有类似慢性肝炎的表现，有食欲不振、疲倦乏力、恶心、呕吐等症状。

但是由于脂肪肝的普遍性和症状不明显，很多人都没有意识到它的严重性，认为只是一种小病，这种想法是很危险的！事实上脂肪肝是隐蔽性肝硬化的常见原因，长期饮酒而导致的脂肪肝，若不加治疗，将发展成为酒精性肝炎甚至肝硬化。

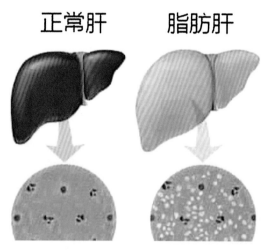

肝的对比

脂肪肝的分类

脂肪肝除了分轻度、中度、重度之外，还有不同类型的区分。

肥胖性脂肪肝　人体肝内脂肪堆积的程度与体重成正比。30%～50%的肥胖症患者同时也有脂肪肝，重度肥胖者脂肪肝病变率高达61%～94%。

酒精性脂肪肝　长期嗜酒者75%～95%有脂肪浸润。

快速减肥性脂肪肝　有的人通过禁食、过分节食或其他措施快速减轻体重，这会引起脂肪分解短期内大量增加，损伤肝细胞，导致脂肪肝。

营养不良性脂肪肝　这是由于营养素摄入不足，不能合成载脂蛋白，导致三酰甘油积存肝内，形成脂肪肝。

糖尿病脂肪肝　糖尿病患者中约50%可引发脂肪肝。这种类型大多是肥胖的糖尿病患者。

其他还有：药物性脂肪肝、妊娠脂肪肝以及结核、细菌性肺炎、败血症、病毒性肝炎、遗传性疾病等引发的脂肪肝。

从肝组织病理学改变程度又可以分：单纯性脂肪肝→脂肪性肝炎→脂肪性肝纤维化→脂肪性肝硬化，其中肝硬化是脂肪肝病情逐渐发展到晚期的结果。

简单来说，就是肝脏细胞受损了，比如酒精导致肝细胞坏死，肝脏的支架排列结构也被破坏，新生的肝脏细胞因支架破坏而无法沿支架排列，再加上炎性细胞的修复和纤维的包裹，这些肝细胞就长成一团团结节颗粒状，因为很硬，所以叫肝硬化。

其实这一切的问题都是由于营养不均衡，导致毒素垃圾不能及时排出，堆积在内脏，使得内脏脂肪过多造成的代谢综合特征问题。

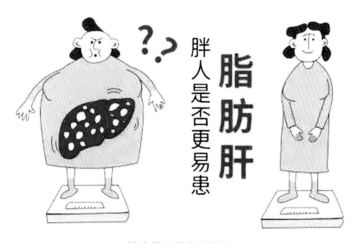

胖人是否易患脂肪肝

三大误区

脂肪肝不仅容易被人忽略，并且很多人在认知上还有误区。

误区一：胖人才会得脂肪肝　其实脂肪肝人群中1/3属于身材标准的"瘦子"。

误区二：吃素不会得脂肪肝　素食者易导致脂蛋白合成减少，肝细胞脂肪转运障碍，反而会引发或加重脂肪肝。

误区三：无症状就不需治疗　脂肪肝没有什么症状，不需要进行治疗。

临床研究证实：从脂肪肝到肝硬化只需要3步。

临床上，非酒精性脂肪肝正在取代乙肝病毒感染，成为肝癌的主要致病因素，脂肪肝患者并发肝硬化、肝癌的概率是正常人的150倍。

脂肪肝的进展大致分为3个阶段：

第1步：肝脏只是单纯"长胖"。

第2步：进入体内的脂肪逐步覆盖肝脏，肝脏开始反抗发炎，即脂肪性肝炎。

第3步：炎症继续发作，刺激肝脏内纤维组织增生并逐渐加厚变硬，即肝硬化。

一旦发展到后期，疾病几乎不可逆转。而部分脂肪型肝炎可不经过"肝硬化"阶段，直接转化为肝癌。

脂肪肝的危害不可小觑，它和糖尿病、高血压是同伙，协同"作案"会导致或加重冠心病、中风等心脑血管疾病的发生和进展。

有调查数据显示，45%的脂肪肝患者伴有腹部肥胖、血压升高、血糖异常、血脂异常等症状。

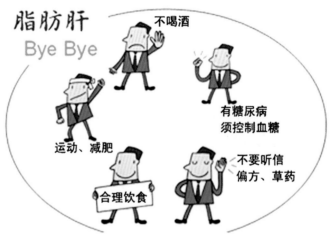

预防脂肪肝

哪些人更容易得脂肪肝呢

肥胖的人　当脂类物质过多时，肝脏载脂蛋白不足以结合全部的脂质，剩余脂质会沉积在肝细胞内形成肥胖性脂肪肝。

肥胖的衡量标准是体重指数（BMI），如果BMI超过28即为肥胖。

爱喝酒的人　酒精性脂肪肝主要是肝脏合成功能下降所致。研究显示，75%～95%的长期嗜酒者存在脂肪浸润。每天饮酒80～160克的人，酒精性脂肪肝的发生率比不饮酒人群增长5～25倍。

快速减肥的人　禁食、过度节食或其他快速减轻体重的措施会导致体内没有足够的糖用以分解功能，引起脂肪分解量短期内大量增加，肝脏"工作量"激增，影响其脂蛋白合成能力，导致脂肪肝。因此，减肥不应追求"立竿见影"的效果，要通过长期合理饮食及运动才可以。

营养不良的人　营养不良导致体内蛋白质缺乏，不能形成足够的载脂蛋白，脂类物质不能变成脂蛋白进入血液，因此沉积于肝细胞内，最终形成脂肪肝。

糖尿病患者　流行病学调查显示，约有50%的糖尿病患者合并脂肪肝，50%～80%的患者合并肥胖，患者血浆胰岛素水平与血浆脂肪酸增高。

药物滥用者　肝脏担负着分解药物的作用，某些药物或化学毒物如四环素、肾上腺皮质激素、嘌呤霉素、环己胺、吐根碱以及砷、铅、银、汞等也会伤害肝脏。

需要注意的是，降脂药也可干扰脂蛋白的代谢，长期使用应定期复查，不要擅自加量，得了脂肪肝也绝不能轻视。

更多精彩内容
请扫码收听

以食为药如何养好肝

如何避免和减轻脂肪肝，怎么保护好我们的肝脏？重点是要做到营养全面、比例均衡。"要想护好肝，必须知道肝脏最想要的是什么。"肝脏是人体中最大的消化腺，也是新陈代谢最旺盛的器官，它就像一个巨大的"化工厂"，每天要发生1500种以上的化学反应。护肝的关键是，必须为它提供充足的营养，才能维持这个"化工厂"的运作。

谈到营养离不了七大营养素，在七大营养素中哪个最重要呢？实际上都离不了！

第一，我们来谈脂肪，脂肪虽然让人望而生畏，但肝脏却不这么认为。脂肪是肝脏不可或缺的营养，少了它，肝脏就没法正常工作。"有些患者查出脂肪肝后就开始只吃蔬菜和水果，这是很大的误区。"即使得了脂肪肝，也不用彻底与肉类告别。

要养肝护肝，每天吃的食物中，脂肪的比例最好还要占到20%。这个比例要控制适当，肝脏需要脂肪，但不代表需要过多的脂肪，所以适当吃一些瘦肉、低脂牛奶、虾等低脂食物，再加上我们炒菜里的食用油基本上就可以满足了。

第二，要注重蛋白质的摄入，我们不要忘了，蛋白质是"修理工"，它可以修复肝脏。"高蛋白质、低热量"的食物是肝脏的最爱，比如鸡蛋、豆腐、牛奶、鱼、鸡肉、坚果等，这些食物中丰富的蛋白质就像肝脏的"维修工"，能起到修复肝细胞、促进肝细胞再生的作用。正常人每天摄取的优质蛋白质应该多于90克，对于肝功能受到损害以及减弱的人来说，多吃一些优质蛋白质有利于肝脏恢复健康，防止它进一步受到伤害。患有急性肝炎的人每天摄入的蛋白质不能少于80克；患有肝硬化的患者则不能少于100克。蛋白质对于预防和改善脂肪肝非常重要。

第三，我们很忌讳，但是肝脏也偏爱的"糖"，也就是碳水化合物。大部分人都不知道，糖是保护肝脏的重要物质。如果一个人长时间处于缺乏能量的状态，就会影响肝脏功能。糖还能合成一种叫肝糖原的物质，储存在肝脏中，可以防止摄入体内的毒素对肝细胞的损害。所以还要吃好主食，不管是米饭还是面条，都要保障

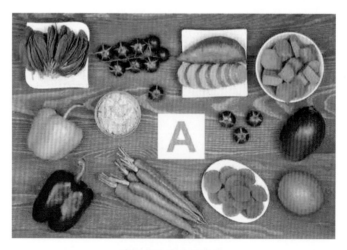

富含维生素A的食物

身体基本的能量需求。当然，选择碳水化合物也很有讲究，要选择难消化的全谷物类碳水化合物，少选择蔗糖、葡萄糖这些可直接利用的碳水化合物。

第四，助手是维生素A，维生素A可抗肝癌。肝脏是人体储存维生素的"仓库"。当肝脏受损时，"仓库"储存维生素的能力也会下降。研究表明，维生素A能保护肝脏，阻止和抑制肝脏中癌细胞的增生。它能使正常组织恢复功能，还能帮助化疗患者降低癌症的复发率。所以我们可以多吃一些胡萝卜、鸡肝、牛奶、番茄、菠菜等来补充维生素A。

第五，当属B族维生素，维生素B是肝脏"加油站"。B族维生素就像体内的"油库"，它能加速物质代谢，让它们转化成能量，不仅能给肝脏"加油"，还能修复肝功能、防止肝脂肪变性，进而起到预防脂肪肝的作用。爱喝酒的人尤其要多补充点，因为有研究表明，B族维生素能增强肝脏对酒精的耐受性，从而起到护肝作用。由于B族维生素能溶解在水里，在体内滞留的时间只有几个小时，因此必须每天补充。

第六，维生素E，它是护肝的新武器。西班牙索菲娅王后大学医院的科学家表示，维生素E能起到阻止肝组织老化的作用。美国国家糖尿病、消化系统疾病和肾病研究所高级顾问帕特丽夏·罗比克也指出："维生素E将成为治疗非酒精性脂肪肝的新武器。"我们日常生活中的麦芽、大豆、植物油、坚果类、绿叶蔬菜中，都富含维生素E，可以有目的地多补充一些。

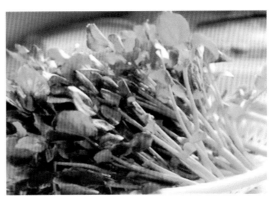

绿叶蔬菜

同时，肝脏还喜欢绿色食物。研究发现，绿色、白色、浅蓝色有利于减轻肝病患者的心理紧张和对疾病的恐惧感。户外绿色的树荫草坪、风平浪静的湖水及幽雅的绿色环境，都能促进肝病患者康复。在办公桌上摆放一盆绿色植物，有助于养肝。

中医说"青色入肝经"，绿色食物能有益肝气循环、代谢，还能消除疲劳、舒缓肝郁，多吃些深色或绿色的食物能起到养肝护肝的作用，比如西兰花、菠菜、青苹果等。

此外，除了营养，肝脏最需要的还有好的睡眠：胆经在晚上11点开始排毒，肝脏在凌晨1点开始排毒和新陈代谢，这时进入梦乡能让肝脏进行自我修复，将不良影响降到最低。每天喝足1000～1500毫升水，也能帮助肝脏排毒，大大减少代谢产物和毒素对肝脏的损害。同时，从全方位维护的角度来讲，要想使肝脏强健，还要学会控制情绪，尽力做到心平气和、乐观开朗，使肝气正常生发、顺调。

更多精彩内容
请扫码收听

刚才我们了解了肝脏最喜欢什么，这还不够，我们还要了解肝脏最怕的是什么。首先，肝脏最怕烟和酒。尼古丁会直接对肝脏造成伤害，而酒精更是肝脏的"毒药"。肝脏还害怕生活不规律，情绪不稳定，会造成肝气郁结。同时肝脏最怕垃圾食品，过量油炸食物和咖啡因会大大增加肝脏负担。

由此来看，做好营养的均衡摄入对保护肝脏至关重要。

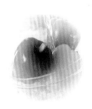 ## ▌患者不可不知的糖尿病知识

糖尿病是近些年增长最快的慢性病，近30年来，我国糖尿病患病率从1979年的0.67%迅速增至2012年的9.7%，照这一比例，我国糖尿病患者人数已超过1亿人，糖尿病前期人数至少还有1.5亿人。短短数年，我国现已远远超过印度和美国，成为全球糖尿病头号大国。

据统计，我国每年因糖尿病死亡的人数超过100万人，每年糖尿病相关治疗费用高达4000亿人民币。同时，糖尿病发病的低龄化倾向越来越明显，并且有将近2/3的糖尿病患者合并其他慢性并发症，糖尿病已成为继心脑血管疾病及癌症之后的第三位死亡原因。

IDF（国际糖尿病联盟）官网公布，2040年，全球糖尿病预计会增长至约6.42亿。目前全球还有1/2成人糖尿病患者未被确诊，我国"糖尿病前期"的患病率也

达50.1%。打个形象的比喻，中国有一半左右的成年人正走在通往糖尿病的路上。

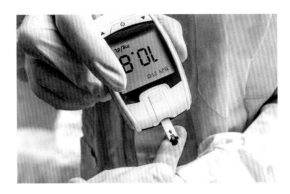

测血糖

糖尿病前期

何为糖尿病前期？血糖多高才算是糖尿病？糖尿病有哪几种？糖尿病前期有什么症状？糖尿病前期这个人群是巨大的，占成年人的将近一半，因此任何人都要重视自己的血糖状况。

当空腹血糖为6.1～7.0毫摩尔/升，餐后2小时血糖为7.8～11.1毫摩尔/升的患者，这说明糖尿病的"帽子"就在头顶悬着，每天都有可能落下来，成为一个真正"糖民"。"糖尿病前期"有两种状态。一种是空腹血糖正常，但餐后血糖升高，处于7.8～11.1毫摩尔/升之间，这叫糖耐量减弱。

另一种是空腹血糖不正常了，为6.1～7.0毫摩尔/升，这叫空腹血糖受损。因此如果属于高危人群，应该及时到医院去做糖耐量检查，看看餐后血糖是否超标。

血糖多高才算是糖尿病

空腹血糖高于7.0毫摩尔/升（126毫克/分升），餐后血糖高于11.1毫摩尔/升以上。基本可以诊断为糖尿病。需要说明的是，如果身体没有任何感觉，可以在不同时间测试2次以上才可认定。

糖尿病有哪几种

糖尿病根据发病的机制不同被分成4种类型，其中发病最多的是1型和2型糖尿病。

一是1型糖尿病，以往通常被称为胰岛素依赖型糖尿病，是一种自身免疫性疾病，约占糖尿病患者总数的10%，但多见于儿童和青少年。1型糖尿病患者发病比较急，症状比较明显，容易发生酮症，尿酮体阳性，血胰岛素水平低。这一类型糖尿病患者一般需要依赖胰岛素治疗或对外源性胰岛素绝对依赖，大多需要外源性胰岛素治疗。

二是2型糖尿病，以往通常被称为非胰岛素依赖型糖尿病，主要是胰岛素分泌不足，约占糖尿病患者总数的90%。2型糖尿病患者多数起病比较缓慢，体型较肥胖，病情较轻，有口干、口渴等症状，也有不少人甚至无症状，较少出现酮症。在临床上，"三多"症状可以不明显，往往在体检时或因其他疾病就诊时被发现。多数患者在饮食控制及口服降糖药治疗后可稳定控制血糖。

三是妊娠糖尿病，是由于妊娠期间雌激素、孕激素分泌增加，导致胰岛素相对不足造成的，这些属于特殊阶段和时期出现血糖波动的表现，如果是首次出现，一般在妊娠期结束之后，通过饮食和锻炼即可恢复。

还有一种是特殊型糖尿病，可能是在其他治疗过程中产生的，不能单纯地看，只有在医生指导下治疗。

糖尿病一般有什么症状

通俗地讲是"三多一少"，即多饮、多食、多尿、体重减少。多饮就是经常口渴，一直想喝水，中医也称糖尿病为消渴症。多食就是饭量增大，还容易饿。多尿就是尿频、尿量增多。体重减少是在非运动或高体力劳动下，短期内体重迅速下降。因此当身体出现类似这些症状时要及时地检查血糖。同时也有一些患者会在前期出现手脚麻木、视线模糊、身体虚弱等症状，都要引起重视。

糖尿病的危害有多大

很多人对糖尿病不当回事，如不及时控制会带来严重的并发症。

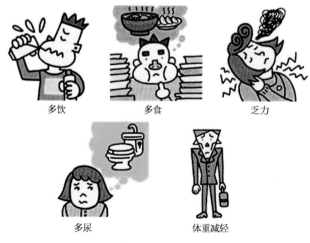

多饮　　　　　多食　　　　　乏力

多尿　　　　　体重减轻

糖尿病的症状

据世界卫生组织统计，糖尿病并发症高达100多种，包括冠心病、高血压、肾病、眼病、神经系统破坏、坏脚病等，是目前已知并发症最多的一种疾病。糖尿病死亡者有一半以上是心脑血管所致，10%是肾病变所致。

因糖尿病截肢的患者是非糖尿病的10～20倍。临床数据显示，糖尿病发病后10年左右，将有30%～40%的患者至少会发生一种并发症，且并发症一旦产生，药物治疗很难逆转，因此强调尽早预防糖尿病并发症。

更多精彩内容
请扫码收听

听到这里，大家应该对糖尿病有个基本的认识了。糖尿病这么高的患病率，这么大的危害性，我觉得应该引起每一位成年人的高度重视。我们生活在世界头号糖尿病的大国，如何独善其身是一个富有挑战性的问题。

以食为药——糖尿病的食疗方

"得了糖尿病"应该如何进行饮食治疗。饮食治疗对任何类型的糖尿病都是行之有效的、最基本的治疗措施。

如果是2型糖尿病的初期，大约经过1个月的饮食控制及适当的体育锻炼，很多患者可以将血糖控制在理想水平，而无须服用任何降糖药物。

即使是已患病一段时间的糖尿病患者通过饮食控制，也可以减少口服降糖药或胰岛素的用量，预防并发症的发生。

糖尿病饮食治疗的目的是通过饮食调控，减轻胰岛 β 细胞的负担，维持正常体重，纠正代谢紊乱，平衡血糖，防止并发症的发生与发展。

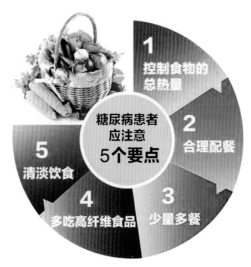

糖尿病的预防

合理控制热量是糖尿病饮食治疗的首要原则

糖尿病患者应选用低脂肪、低胆固醇及适量蛋白质、高纤维饮食。胆固醇每天不超过300毫克，膳食纤维要达到30克以上。糖尿病患者每日所需热量需根据病情、年龄、性别、身高、体重（按标准体重计算）、劳动强度、活动量大小及有无并发症确定，这个计算方式略显复杂，一般比正常人少20%左右，大约在1500千卡左右。具体衡量可根据自己体重的变化，以维持或略低于理想体重为宜。

碳水化合物摄入不宜过低

大多数糖尿病患者惧怕碳水化合物，有的甚至不敢吃主食。其实糖尿病饮食治疗并非碳水化合物越低越好，而是要适当限制热量。

增加碳水化合物的摄入，可改善糖耐量，增加胰岛素敏感性，如果碳水化合物供给量太少，则可发生酮症酸中毒。通常碳水化合物应占总热量的55% ~ 65%。如空腹血糖>11.1毫摩尔/升，则需限制碳水化合物。

选择碳水化合物的种类和质量很重要。糖尿病患者应该选择消化吸收较慢、血糖生成指数较低的食物，如莜麦、燕麦、荞麦及玉米等粗粮，也可按饮食习惯选择糙米、石磨面粉。说得通俗一些就是要吃"粗"一些"慢消化"的食物，有助于平抑餐后血糖的波峰。尽量少用精米、白面，杜绝糖浆、蔗糖及葡萄糖等纯糖制品和含糖量高的甜点。

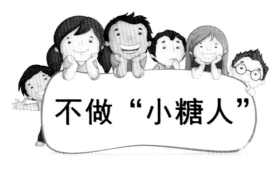

不做"小糖人"

适当限制脂肪

对于糖尿病患者来说，脂肪也是必不可少的。脂肪供给太少，影响脂溶性维生素的吸收；建议糖尿病患者脂肪摄入占总热量的20%～35%，其中饱和脂肪酸、单不饱和脂肪酸、多不饱和脂肪酸的比例分别为1：1：1。胆固醇＜300毫克/天，如果伴随有高脂血症的，胆固醇应＜200毫克/天。

适当增加蛋白质的比例

由于糖尿病患者机体处于负氮平衡状态，对蛋白质的需求相对略高于常人，以占总热量的15%～20%为宜。成人可按每天1.0～1.5克/千克体重供给。如肝肾功能正常，儿童、孕妇、乳母或有营养不良者可增加20%。如果合并肾病，则应视肾功能情况酌情减少蛋白质供给。

足够的维生素、矿物质

由于糖尿病患者代谢旺盛，对各种营养素的需求量增加，同时从尿中的损失量也增加，易造成维生素缺乏。B族维生素是热量代谢辅酶，缺乏时会导致或加重神经病变；维生素C、β胡萝卜素、维生素E等有抗氧化作用，能清除体内的自由基，特别是维生素C可预防微血管病变，这些维生素必须保证供给充足。

矿物质与糖尿病的关系也极为密切，常见的矿物质有铬、锌、钙、磷及镁等。

铬是葡萄糖耐量因子组分，有升高胰岛素、抑制胆固醇合成的作用，适量摄入铬能防止和延缓糖尿病的发生，改善糖耐量，降低血糖，增加胰岛素敏感性。

锌是多种代谢酶的组分和活化剂，与胰岛素合成、结构稳定及活性有关。如果

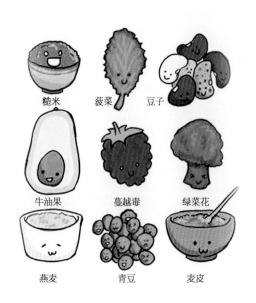

富含膳食纤维的食物

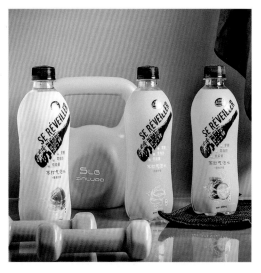

富含膳食纤维的饮料

钙、磷在尿中丢失增加，易继发骨质疏松。缺镁会导致胰岛素抵抗，加速动脉硬化。适当补镁能使胰岛素分泌能力改善，防止视网膜病变。

保障膳食纤维的摄入

高纤维食品应成为糖尿病患者的最爱。世界卫生组织和各国营养学界对膳食纤维的摄入给出了统一的建议，即每人每天摄入量为25～35克，其中美国糖尿病协会特别建议糖尿病患者可以适度提高到45～55克，几乎是正常人的1倍。可见糖尿病患者对膳食纤维的需求量远远大于正常人。还有一点非常重要，就是几乎所有的高纤维食物都是低GI食品，也就是低血糖生成指数食品，这对糖尿病患者控制血糖非常重要。

目前关于低GI食品，国内还没有形成体系，既缺乏产品，又缺乏完善的检测系统，并且很多患者还没有建立起这个最基本的概念。这与我国如此大量的糖尿病人群是不相匹配的。

以上所讲的是针对糖尿病患者饮食一个相对精准的分析，重点是营养素层面的取向。具体在日常生活中，也可以通过一些药膳、茶饮来辅助治疗。这里给大家推荐几款药膳和茶饮。

药膳

茯苓山药荞麦粥　准备茯苓15克，枸杞子10克，铁棍山药50克，荞麦100克。将茯苓洗净煎成浓汁，山药切成小块，与枸杞子、荞麦一起煮粥。可以健脾益气、利水渗湿、消积降糖。适合脾虚气弱型糖尿病。

养生猪胰山药泥 鲜猪胰脏100克，铁棍山药200克，黄芪30克，枸杞子5克，高汤、西兰花、葱、姜、盐适量。先将黄芪煎汁3次混合，将猪胰脏清洗切丁与黄芪汁一起蒸20分钟，同时，将山药去皮切片蒸成泥，再将西兰花用开水焯一下。然后将所有东西拌在一起再蒸15分钟。可以补气健脾、固肾益精、利尿解毒。有效降低血糖。

党参玉竹煲老鸭 党参30～50克，玉竹30克，老雄鸭1只，葱、姜盐少许焖煮，熟后食肉饮汤。每周2～3次。益气养阴、生津止渴。适用于气阴两虚型糖尿病，对症见口干口渴、腰酸尿频、头昏耳鸣者有良效。

蛤蜊韭菜 韭菜150克，蛤蜊150克，调料适量。韭菜切段，加蛤蜊和水煮熟，放入调料煮之入味，吃肉饮汤。每日1～2次。滋肝补肾、调和阴阳。适用于肝肾不足、阴阳两虚型糖尿病。

枸杞蒸鸡 枸杞子15克，子母鸡1只，加料酒、姜、葱、调料，共煮熟，食枸杞子、鸡肉并饮汤。滋补肝肾、敛阴生津。适用于肝肾阴虚型糖尿病患者。

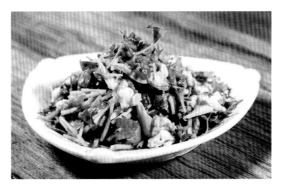

蛤蜊韭菜

茶饮

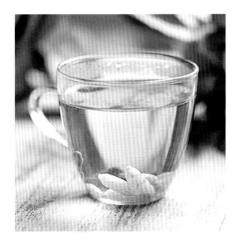

麦冬茶

菊槐绿茶饮 菊花、槐花、绿茶各3克，沸水冲泡饮用。适用于糖尿病伴高血压患者。

黄精枸杞茶 黄精15克，枸杞子10克，绿茶3克，开水冲泡代茶饮。适用于气阴两虚型糖尿病患者。

麦冬茶 麦冬、党参、北沙参、玉竹、花粉各9克，乌梅、知母、甘草各6克，共为细末，每服1剂，白开水冲代茶饮，适用于气阴两虚型糖尿病口干多饮明显患者。

除了这些特制的食疗养生餐之外，还有一些日常的食物要主动多吃一些。比如说豆腐、苦瓜、南瓜、荞麦、山药、蘑菇等，都是具备降糖作用的功能食材。同时，我不反对在日常饮食难以严格控制的情况下，可以购买一些膳食纤维冲剂，可以加速对血糖的控制，达到更好的效果。

关于糖尿病的食疗方还有很多，适应证各不相同，重点是要找到适合自己的，并长此以往地坚持下去。

其实糖尿病绝非不可防不可控，只要我们饮食结构合理，注重营养均衡，加强运动，控制体重，一般都能预防糖尿病。即使我们得了2型糖尿病，也可以通过食疗和改变生活方式实现逆转。

一起行动起来吧，为摘掉我们"糖尿病大国"的帽子尽一份力！

更多精彩内容
请扫码收听

你知道痛风是体内嘌呤代谢异常吗

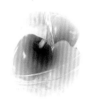

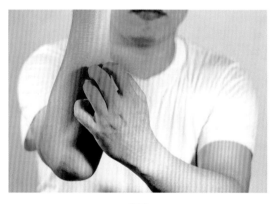

痛风

痛风是近些年非常高发的一种慢性疾病，是继高血压、高血糖、高脂血症"三高"之后的第四高。以前人们往往认为，痛风是上流阶层的专属，而时至今日，痛风已经成为全球普遍流行的疾病。《2017年中国痛风现状报告白皮书》显示，我国痛风患者超过8 000万人，2020年将超过1个亿。

痛风是什么呢？痛风是由于体内的嘌呤代谢异常，导致了尿酸在体内的堆积，所造成的一组以关节症状为主的，包括有肾脏改变的一系列疾病的总称。

痛风是一个古老的疾病，早在2500年前西医之父希波克拉底就曾发现了痛风与奢侈生活、饮食不节制有一定关系。

1776年，瑞典化学家卡尔·舍勒对尿液里的结石感兴趣，于是着手对它进行研究。他在其中发现了一种有机酸，起名叫石酸。

20多年后法国化学家发现，不仅结石里有石酸，尿液中也存在这种物质，于是改名叫尿酸。

而且在同一时期，英国医生也有新突破，他们发现痛风石里的成分就是尿酸。

后来医生们终于确定，痛风和尿酸有对应的关系。

19世纪中叶，英国医生阿尔弗雷德·加罗德开始测定痛风患者的血尿酸浓度。他提出，痛风的病因有两个：一个是肾脏排泄功能出了问题，另一个就是尿酸生成太多。现在看来，他的判断还是基本准确的。

我们知道，任何溶质在溶液里都有一定的溶解度，当达到饱和之后便不能溶解，尿酸也是如此。当血中的尿酸浓度升高，或者体内环境的酸碱发生变化时，过饱和的尿酸会析出成为尿酸结晶。这些结晶沉积在关节及各种软组织中，造成组织损害，导致关节疼痛。

但是发现病因和改变诊断、治疗还有很大差距。20世纪初，痛风的诊断依旧很混乱，各个国家的诊断标准非常不统一。

1912年，哈佛大学的奥托·福林发现了监测尿酸的比色技术。到了1953年，随着尿酸酶技术的出现，科学家终于发现了测定尿酸盐的办法。此时医生们终于有了诊断痛风的法宝。

我们刚才说了，痛风现在名列"第四高"，痛风虽然名列第四，但是它不像另外"三高"那样没有明显的体感，痛风最直接的表现就是疼痛。

痛风到底有多痛呢？痛风被许多人认为是"天下第一痛"。英国著名漫画家詹姆斯·吉尔瑞于1799年发表的《痛风》的漫画，将痛风描绘成一个正在啃噬人脚的黑色魔鬼，形象而深切地表现出痛风患者的痛苦。

17世纪英国著名的医生托马斯·西德纳姆也曾这样描述："凌晨两点光景，他在大脚趾的尖锐疼痛中惊醒，起初尚和缓的痛感愈演愈烈，一会儿是韧带的剧烈拉扯撕裂，一会儿是噬咬般的疼痛，一会儿又是压迫感和收缩痉挛。与此同时，患处的感觉如此尖锐切肤，就连被子的重量都变得难以承受，若有人在房间走动发出声响，也会感觉忍无可忍。"

没有什么疾病比痛风更痛，连铁螺丝、绞索和匕首带来的伤痛都不如它，烈火灼

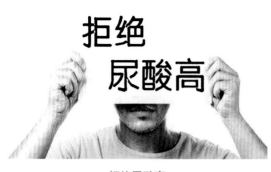

拒绝尿酸高

烧也不如。这些都是各界名人对痛风的形象比喻。据我认识的一些患者谈起，痛风确如其说，严重者还可以出现头痛、发热、白细胞升高等全身症状，有时还被误认为细菌感染。相信有过痛风经历的人都会有这种感受。

痛风的根本原因是高尿酸血症。血尿酸越高，痛风发作越频繁，而且发病年龄也越早。研究证实：血尿酸 ≥ 600 μmol/L 时痛风的发生率为30.5%，血尿酸 < 420 μmol/L 时痛风的发生率仅为0.6%。但高尿酸血症未必都发生痛风。在某些条件下，比如酗酒、关节损伤、局部温度降低、局部pH降低、疲劳等，促使尿酸在关节内形成尿酸结晶，从而诱发痛风发作。

同时由于足部血液供应较差，皮温较低，组织液pH值也低，而趾骨关节承受压力大，容易损伤，尿酸容易在足部关节形成结晶，所以痛风性关节炎多发生在足部关节。

血尿酸忽高忽低也容易诱发痛风发作。血尿酸突然升高，尿酸在关节的滑液中形成针状尿酸盐结晶；而血尿酸突然降低，则可使关节内痛风石表面溶解，释放出针状尿酸盐结晶。

痛风病情的发展通常会经历以下几个阶段。

第一阶段：高尿酸血症期，又称痛风前期，一般无痛风症状，仅表现为血尿酸升高。

第二阶段：痛风早期，由高尿酸血症发展而来，有典型的急性痛风性关节炎发作的症状。

第三阶段：痛风中期，痛风性关节反复发作造成关节肿大，功能障碍，并有痛风结节形成。

第四阶段：痛风晚期，出现明显的关节畸形及功能障碍，痛风石增多、增大，尿酸性肾病，肾结石发展，肾功能明显减退。

常见导致痛风发作的诱因如下。

饮酒

乙醇导致血尿酸突然升高而诱发痛风发作，无论是白酒、啤酒、黄酒还是洋

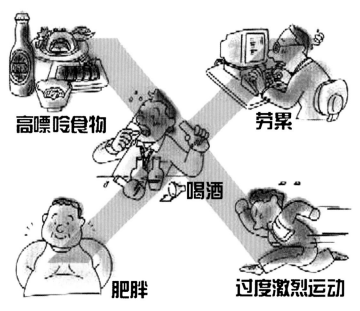

痛风的诱因

酒都有风险。主要机制：① 乙醇代谢使血乳酸浓度升高，而乳酸抑制肾脏对尿酸的排泄而致血尿酸浓度升高；② 乙醇促进嘌呤代谢加速而使血尿酸浓度快速升高；③ 酒类可提供嘌呤原料，而且饮酒的同时容易摄入高嘌呤食物。

暴食

一次性摄入大量的高嘌呤食物，比如肝、肾等动物内脏，海鲜、牛羊肉等肉食，可使血尿酸快速升高。此外，食物的加工方式也影响嘌呤的摄入量，肉汤中嘌呤含量远远大于肉食本身的嘌呤含量。

着凉

比如冬天未保暖夏天吹空调等，关节局部温度降低，血液中的尿酸容易在关节析出形成尿酸盐结晶而诱发痛风。醉酒后着凉是痛风发作的最常见诱因。

关节损伤

剧烈运动、走路过多等导致下肢关节慢性损伤，关节液中白细胞增多，尿酸刺激白细胞产生炎性细胞因子而导致无菌性炎症发作，诱发痛风。

痛风的危害不仅止于关节，还会波及内脏，包括心、肝、胰脏和肾。

痛风易复发，反复发作后，可累及多个关节，并导致关节畸形。高尿酸血症除了可能引发痛风外，还与高血压病、冠心病、高脂血症、脂肪肝和糖尿病有密切的关系。少数患者以肾结石起病，可有腰痛、血尿等症状，严重者还可引起肾功能衰竭、肾小球局灶节段硬化、肾间质纤维化等病变。

越来越多的证据表明，高尿酸血症会加速肾功能衰竭的速度。简而言之，如果痛风长期放任不管，那么直接损害的就是身体的重要脏器。既然知道了尿酸是痛风的罪魁祸首，那么对付痛风需要以预防为主，也就是要降低血液里的尿酸水平。

人体的尿酸池来自内源性代谢产生的尿酸（占80%）和饮食摄入的外源性尿酸（占20%）。控制饮食可降低10% ～ 18%的尿酸，同时还可减少痛风急性发作，因此痛风的治疗必须控制饮食。

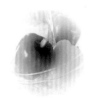

更多精彩内容
请扫码收听

在众多不同病因引起的关节炎中，痛风是唯一需要特别强调饮食控制的疾病。

现在，我们对痛风的认知应该比较清晰了，这是典型的"吃出来"的疾病。那么"吃出来"的疾病如何将它"吃回去"呢？这就涉及痛风的预防和食疗。

以食为药——痛风的食疗方

痛风的预防和食疗要从了解痛风的病理和特征入手。痛风多发于中老年人，并且患者多数为肥胖和痰湿的体质，有嗜酒、喜啖之好，久而久之导致脏腑功能失调，因之痰湿滞阻于血脉之中，难以泄化，与血相结而为浊瘀，闭留于经脉。

临床表现为骨节肿痛，结节畸形，甚至溃烂。初期腰痛、尿血，时间久了壅塞三焦，会出现恶心呕吐、头昏、心悸、尿少、肤痒等症。中医认为痛风受寒受湿是诱因之一，但不是主因，湿浊瘀滞内阻，才是其主要病机，且此湿浊之物，不受之于外，而生之于内。

近几年，越来越多的临床及流行病学研究进一步评估了饮食对痛风的影响，明确了动物内脏、红肉、高嘌呤的海鲜、酒等都是痛风的危险因素，而禽类、富含嘌呤的蔬菜对痛风的影响不大，同时还发现了一些新的危险因素和保护因素。因此对痛风饮食治疗的观念也需要不断更新，以提高痛风的治疗效果。

从食疗的角度来说，无论是急性痛风还是慢性痛风，都应该限制嘌呤的摄入量。正常人嘌呤摄入量为600～100毫克/天，痛风患者则长期控制嘌呤在下限的摄入范围。原则是在平衡饮食的基础上，禁用富含嘌呤的食物，减少人体对嘌呤的吸收，促进尿酸排泄，降低体内尿酸浓度。即做到低嘌呤饮食、低盐、低脂膳食和大量饮水。

具体我们来梳理一下，看看究竟哪些做对了，那些需要去纠偏。

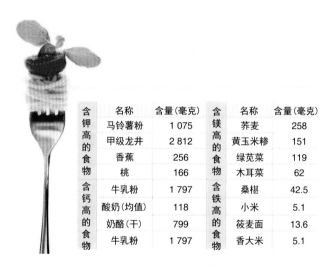

	名称	含量(毫克)		名称	含量(毫克)
含钾高的食物	马铃薯粉	1 075	含镁高的食物	荞麦	258
	甲级龙井	2 812		黄玉米糁	151
	香蕉	256		绿苋菜	119
	桃	166		木耳菜	62
含钙高的食物	牛乳粉	1 797	含铁高的食物	桑椹	42.5
	酸奶(均值)	118		小米	5.1
	奶酪(干)	799		莜麦面	13.6
	牛乳粉	1 797		香大米	5.1

痛风患者可食用的碱性食物

限制嘌呤摄入是必须的，至少可以减轻痛风

痛风急性期应选用低嘌呤饮食，食物嘌呤不得高于150毫克/天。慢性痛风患者在平衡饮食的基础上，适当放宽嘌呤的摄入量，但对嘌呤较高的食物还要严格控制。

限制热量

痛风患者每日摄入热量据病情而定，一般为1500～1800千卡/天，比正常人摄入低10%～20%。

减轻体重

痛风患者应维持理想体重，或最好能低于理想体重10%～15%。流行病学调查发现，血尿酸盐水平与肥胖程度、体表面积和体重指数呈正相关。临床观察表明，肥胖患者体重降低后，血尿酸盐水平随之降低，尿排出减少，痛风发作减轻。减重应循序渐进，切忌减重过快而促进脂肪分解，诱发痛风急性发作。

低脂饮食

脂肪可减少尿酸的正常排泄，应适当限制。每日脂肪摄入量按每千克体重0.6～1.0克为宜，大约占总热量的20%～25%，全天应控制在50克左右。并发高脂血症者，尤其是在急性痛风发作期需避免高脂饮食。胆固醇的每日摄入量不宜超过300毫克。少吃油炸食物。

另外，碳水化合物应占总热量的50%～60%。可选用玉米、全麦面粉及其富含膳食纤维的制品，如馒头、面条、面包等。

补充足量维生素

保持充足B族维生素和维生素C对痛风患者也很重要。蔬菜中除了含嘌呤较多的香菇、豆类（如扁豆）、紫菜和菠菜不宜大量食用外，其也都不必严格限制。多摄食含维生素丰富的蔬菜、水果及菜汁等碱性食物，一方面可使尿液变为碱性，促使结晶的尿酸溶解而容易由尿中排出；另一方面，这类食物中含有丰富的维生素，能促进组织内尿酸盐溶解，有助于改善痛风症状。

多喝水

痛风患者摄入液体量维持在每天2000～3000毫升。排尿量最好每天达2000毫升。这样可促使尿酸排出，防止结石形成。为了防止夜尿浓缩，可在睡前或半夜饮水，使尿液呈碱性。肾功能不全的痛风患者应控制饮水量，以适量为宜。

痛风患者易合并高血压和高脂血症等，应限制钠盐，通常为每天2～5克。

这里特别强调几个以往常常被人忽视的盲点。

一是含糖饮料和果汁引起痛风发病的风险与啤酒相当，其引起痛风发病的风险高于烈酒，与啤酒相当。究其原因，与其中的高果糖浆成分中的果糖有关。果糖不仅可在体内代谢产生尿酸合成旁路途径的底物单磷酸腺苷，促进尿酸合成增加，还可增加胰岛素抵抗及循环胰岛素水平，减少尿酸排泄。

二是动物嘌呤与植物嘌呤对痛风的影响不同。

研究发现动物嘌呤比植物嘌呤更易诱发痛风发作，因此限制嘌呤摄入主要是限制动物嘌呤的摄入量，而富含嘌呤的蔬菜由于并不明显增加血尿酸水平，且在健康人体中摄入蔬菜与血尿酸水平及肾结石发病风险的降低有关。包括豆类及豆制品，以往认为痛风患者不能食用，目前研究则发现

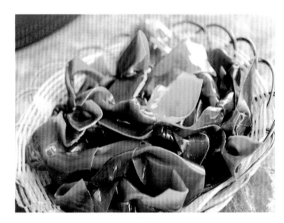

海带

豆类的促尿酸排泄作用超过其所含嘌呤导致的血尿酸合成增加的作用，综合来看食用豆类对痛风的危害并不大。

三是肉类中红肉与白肉对痛风的影响不同。相对于海鲜及红肉，家禽蛋白质对血尿酸的影响最少，因此推荐患者优先选择家禽肉作为动物蛋白质的主要来源。需要注意的是，家禽类的皮中嘌呤含量高，皮下组织中脂肪含量丰富，因此食用禽类食品时应去皮。

另外，我们也给大家推荐一些食物，可以更好地帮助我们缓解痛风。

这里特别推荐的食物有：黑芝麻、薏米、猕猴桃、桑椹、牛奶、鸡蛋及慈姑。

黑芝麻　黑芝麻可通过强化肾脏功能，使尿酸顺利排泄，以此来延缓尿酸结晶引起的肾功能衰竭。

薏苡仁　薏苡仁含有药用价值很高的薏醇、谷甾醇等特殊成分，也是薏米具有防癌作用的奥秘所在。

猕猴桃　猕猴桃中维生素C的含量是柑橘的5～6倍。其丰富的维生素，能促进组织内尿酸盐溶解，有助于改善痛风的症状。

桑椹　研究证明桑椹对糖尿病、贫血、高血压、高脂血症、冠心病、动脉及关节硬化等症具有辅助治疗的作用。

牛奶　牛奶中钙含量丰富，且易消化吸收，是理想的补钙食品。另外，牛奶中嘌呤含量很低，蛋白质含量高，非常适合痛风患者选食。

慈姑　慈姑含有秋水仙碱等多种生物碱，有防癌抗癌、解毒消痈的作用，常用来防治肿瘤及痛风。

此外，萝卜、卷心菜、白菜、茄子、黄瓜、马铃薯也是不错的选择。

为了进一步让痛风患者更清晰地了解哪些食物不能吃，哪些食物尽量少吃，我们来帮助大家列个食谱。刚才说的是推荐大家多吃的，下面则是大家需要敬而远之的。

禁用及慎用食物　动物肝脏、肾脏、胰脏、脑髓、鱼子、蟹黄、凤尾鱼、沙丁鱼、虾类、蛤蜊、酵母、火锅汤、肉汤及肉馅等。这些食物为嘌呤含量在150 ～ 1000毫克/100克的高嘌呤食物。

以下食物少吃（嘌呤含量在50 ～ 75毫克/100克）　蘑菇等菌菇类、花菜、芦笋、菠菜、豌豆、四季豆、青豆、菜豆、麦片、鸡肉、羊肉、花生、花生酱、鱼类、火腿、豆类及其制品等。

此外，辛辣有刺激性的调味品和浓茶、浓咖啡也应该禁用和慎用。

最后给大家推荐几款药膳食疗粥，可以更好地帮助我们抵御痛风。

薏米莲子粥

配方：薏米、莲子、粳米50克。

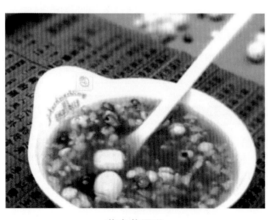

薏米莲子粥

制作：莲子去心，与薏米、粳米煮成粥食用。

功效：利水渗湿、健脾除痹、清热排脓及止痛。

适应证：用于湿热型痛风及风湿痹痛的食疗和预防。

金针菜根酒

配方：金针菜根30克，黄酒100克。

制作：将金针菜根洗净入锅，加入适量清水煎煮2小时，弃渣取液。以此药液对黄酒冲服。

食法：每次兑黄酒50克左右，日饮2次，连饮7日为1个疗程。

功效：消肿、镇痛、清热及利湿。

适应证：用于瘀热阻滞型痛风的食疗和预防。

干姜茯苓粥

配方：干姜5克，茯苓15克，粳米100克，红糖适量。

制作：将干姜、茯苓洗净入锅，加清水适量煎煮30分钟，弃渣留汁，加入洗净的粳米共煮粥，粥熟后放入适量红糖搅匀调味。

食法：温热服食，日食1剂，早晚各半。

功效：渗湿健脾、温中散寒、回阳通脉、止痛行血及温肺化饮。

适应证：适用于痰浊阻滞型痛风的食疗和预防。

本品含碳水化合物、蛋白质、茯苓多糖以及磷、钙、烟酸及B族维生素等成分。

黑桑椹汁

配方：新鲜黑桑椹500克。

制作：将黑桑椹洗净，用洁净纱布包好绞汁。

食法：日饮3次，每次15毫升，常饮为佳。

功效：滋补肝肾、通利关节。

适应证：适用于肝肾阴虚型痛风的食疗和预防。

补肾羊肉粥

配方：羊肉、怀山药各10克，巴戟天、枸杞子各10克，薏米、粳米各50克，纯净适量。

制作：将羊肉洗净切小块飞水，巴戟天洗净煮水。将羊肉块加巴戟天、纯净水上火煮八成熟时下入洗净的薏米、粳米、怀山药、枸杞子煮成粥即可。

功效：补肾、健脾、利湿及除痹。

适应证：用于肾虚湿浊型痛风的食疗和预防。

总之，饮食控制是痛风非药物治疗的重要环节，它与药物治疗相辅相成，是痛风长期管理的重要组成部分。根据很多患者的应用，采取科学的饮食控制和营养素强化，大多数痛风都可以得到控制，轻度患者则可以恢复至完全正常的水平。

痛定思痛，希望大家一定及早采取措施，严格按照饮食治疗的方法去做，早日摆脱痛风的折磨。

更多精彩内容
请扫码收听

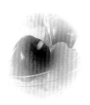

你知道你的血液为什么会变黏稠吗

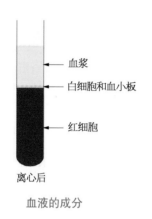

血浆

白细胞和血小板

红细胞

离心后

血液的成分

近年来，因血稠导致突然死亡的病例越来越多，尤其中青年的比例变得更大。

血稠在医学上被称为"高黏稠血症"，是因为血液黏稠度增高导致血液流动不畅。许多人对自己是否血稠不够了解，对血稠的危害性更是认识不足，有的体检时已经敲响警钟，还大大咧咧、不当回事，好像认为血稠不算病。

殊不知，因血稠诱发的疾病却个个要命，比如说我们经常听说的"心绞痛、心肌梗死、脑卒中"等致命疾病。

血液为什么会变稠？血液黏稠究竟对人体有哪些危害？一天中什么时间血液最稠？怎么来预防和治疗血稠。我们一起来探讨一下。

血液为什么会变稠

人体内的血液中除了99%的水分外，还有蛋白质、脂肪、碳水化合物、无机盐、白细胞、红细胞、血小板及纤维素等有形成分。当人体"大量出汗、服用利尿剂、腹泻"等引起体内水分流失，都可使血容量减少，致使血液中的有形成分相对增多，血液就变稠了。

影响血液黏稠度的因素很多，常见的有：血细胞性因素，如血细胞数量多少、大小、形态等；属于血浆性因素的，如血浆蛋白（特别是纤维蛋白原、免疫球蛋白）、血糖、血脂及纤溶活性等；还有血管性因素，如血管长度、直径和内膜光滑度等。

另外，有些环境因素也会影响血液的黏稠度，如夏季血黏度增高，冬季低；清晨与上午血黏度高，傍晚与下午低；阴雨、闷热、低气压时血黏度高，风和日丽时低；油腻饮食后血黏度高，清淡饮食后低；腹泻、出汗后血黏度高，足量饮水后低。

这些因素中，有的与水平衡有关，有的与血液有形成分增加有关，有的则与人体生物钟有关。

就个体来说，如果生活方式不合理，吃的饭菜过于油腻，喝水少，嗜好烟酒，生活无规律，不爱锻炼等，就会使血液成分的质和量发生改变，脂肪类、蛋白质、碳水化合物等相应增多，水分减少。

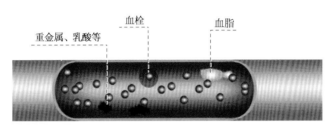

血黏稠的危害

血稠带来的危害

血液黏稠并非独立性疾病，而是与多种疾病为伍，临床上有很多疾病，如动脉硬化、脑血栓、心肌梗死、高血压、糖尿病、阻塞性视网膜炎以及慢性肝肾疾病等都与血稠有着密切关系。这是因为当人的血液黏稠度增高时，血液流速减慢，机体组织所获得的氧气和营养物质相对较少。

随着生活水平的改善，很多年轻人也发生了血脂紊乱，由此使得心脑血管疾病的发生年轻化。在临床上经常可以看到40岁的人发生心肌梗死，甚至还有30岁的心肌梗死患者。所以我们应该重视血脂水平，除了进行调脂治疗，降低总胆固醇水平和低密度脂蛋白胆固醇，升高高密度脂蛋白胆固醇，还应改善生活方式，预防和减少心血管危险因素，改善生活质量。

如何发现血稠

虽然血稠不像贫血或失血那样可以引起明显的自觉症状，但我们还是能感受到一些蛛丝马迹。一般来说，出现以下四个预警信号，就说明体内血液黏稠度可能偏高了。

视力突然模糊，一下看不清东西　这种情况在65岁以上老年人身上比较常见，随着年龄增长，大多数老年人血液黏稠度偏高，血液流通不顺畅，营养物质和氧气不能及时供给视神经，出现阵发性视力模糊。

晨起时头晕，晚饭后清醒　临床观察显示，血液黏稠度高的人，早上起床后会感到脑袋晕晕乎乎的，没有力气。不像正常人睡醒后有神清气爽、精力充沛的感觉。这可能就是血液黏稠向人体发出的信号。

午饭后犯困，睁不开眼　午饭后血液循环在加速，血液黏稠度高的人，大脑血液供应不足症状更加明显。正常人吃过午饭后都会有困倦感觉，但可以忍受。而血液黏稠度高的人在午饭后马上就犯困，睁不开眼，要立即睡觉，否则全身不适，整个下午都无精打采。如果睡上一会儿，精神状态明显好转。

下蹲时气短，肥胖者居多　人体下蹲时，回到心脏的血液减少，加之血液过于黏稠，导致血液循环不足，氧气与二氧化碳不能完成交换，从而引起呼吸困难、憋气等机体缺氧现象，血稠的人表现更加明显。

因为人与人之间的个体差异，血液黏稠程度也处于时高时低的动态变化之中。人的血液黏度在一天之中不停地变化着，并有自己一定的规律。就一天作为时间段来说，早上这个时间血液最黏稠，很多人都在这个时间段离世。在凌晨4点至早晨8点血黏度最高，以后逐渐降低，至凌晨达到最低点，以后再逐渐回升，至早晨再次达到峰值。这种规律性的波动在老年人表现得更为突出。脑血栓的发病时间多在早晨至上午期间，说明血黏度增高同脑血栓的发生有一定关系。

防治血稠高症的康复食疗

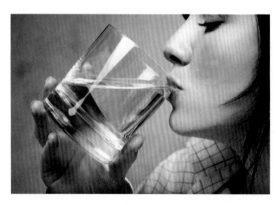

多喝水

对待血液黏稠，应视具体情况而定。若是只做一次检查发现血稠，本人又无不适的症状，可在先服用一些维生素C、维生素E等，也可辨证施治地服用活血化瘀、疏通经络的中草药，以改善血管功能，抑制血小板凝集及溶解血栓。

其实，对于防治血稠更简单的方法是调整生活方式。如饮食清淡，戒烟限酒，适当参加体育运动等。

喝好救命水　喝水对防止血稠引发疾病非常重要，尤其是对于血稠者晚上睡前也要喝水，可以使早晨血黏度下降。降低血黏度，维持血流通畅，防止血栓形成。

另外，早上起床后、三餐前、饭后半小时后，都是最佳的喝水时间。最佳的水补充是白开水，不是各种饮料和蜂蜜水。

特别是在血稠发生率较高的夏季，饮水就能收到较好的预防功效。老年人还应养成不渴也喝水的习惯。

吃好饭　平时多吃一些"玉米、大豆、黑豆、大蒜、姜、洋葱、山楂及牛奶"等食物，这些都有不同程度的抑制胆固醇合成、降低血液黏稠度的作用。研究发现，黑木耳有一定的溶血作用，长期食用可防止血栓形成。

起床缓　遵循三个半，尤其是老年人，夜间或早晨起床，睁开眼睛后继续平卧半分钟。然后再在床上坐半分钟，然后双腿下垂床沿坐半分钟，最后再下地活动，这样可以最大限度地避免心脑血管患者发生意外或猝死。

晚饭7点前，吃七分饱　晚餐吃得过饱，并且吃后就睡，不仅不利于消化道休息，而且血液会集中在消化道，冠状动脉的血液相对减少，易引起心脏缺血诱发心绞痛。

所以晚饭最好7点前吃完，别吃太饱，七分饱最好。

切记要清淡、少油　尤其少吃动物内脏，少吃高脂类食物和甜食。三餐还是以清淡为主，多吃蔬菜、水果、杂粮等。

最后就是要坚持运动了，运动可以使血液的流动速度变快，加快身体代谢，防止血液黏稠。建议每周3～5次有氧运动，每次半小时到1小时。

关于血稠也就是高黏稠血症的预防和食疗我们就介绍到这里，希望大家都要重视起来，不要因为看不到而无所谓，最后酿成大祸。

更多精彩内容
请扫码收听

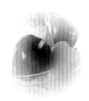

世界男性健康日
——健康等于财富，体恤男性生活

2018年10月28日是世界男性健康日，也是我国第19个男性健康日，主题是——健康等于财富，体恤男性生活。

健康其实就是最大的财富。记得有一个很形象的比喻，就是把人生所有的财富比做一串数字。健康就是这串数字最前面的1，其他财富是后面的0。如果失去了健康这个1，后面再多数字也等于0。

说起男性健康，似乎真的没太多人关注。因为在中国文化中，男性一直被看作"力量和刚强"的代名词，他们是社会的强者，是家庭的顶梁柱，这早已成为国人的传统思维习惯。

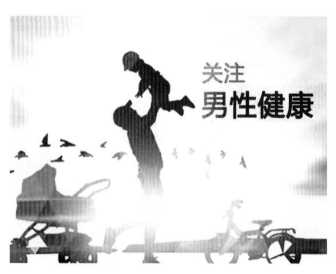

关注男性健康

男人看似强壮的群体，但因为生活习惯和身体构成都和女人不同，实际上他们的健康状况更加堪忧。绝大多数成年男性每天都在承受着巨大的工作与精神压力，甚至为了不影响工作，不顾健康坚持劳作。

据统计，男性看医生的频率要比女性低28%；20%的男人以没时间、工作忙为理由不作任何的体育锻炼；80%的男性重病患者是因忽视检查而酿成大祸。直至被高强度的工作量和不断加重的身心疾病所摧垮方才醒悟。事实也正是如此，全世界范围内男性的平均寿命比女性要短3～6岁。

近年来，不断发生很多男性英年早逝的事件，其中不乏一些非常优秀的人才。央视著名主持人李咏因癌症医治无效在美国去世，也算是在世界男性健康日给大家一个最好的教育。

另外根据北京近10年居民死亡情况调查报告显示：40～59岁的死亡人数在10年中上升了2.4倍，其中男性增长了73%。

相关的医学数据显示，越来越多的疾病正快步向男性走来，并不断地严重威胁到男性的身心健康。

例如前列腺疾病（20～50岁的男性发病率高达20%～40%）、性功能障碍、高血压、糖尿病、痛风、肥胖、脱发等，都更倾向于男性。

其中属于男性专属和风险最高的有以下几个方面。

男性前列腺健康

前列腺是男性独有的器官，虽比核桃大不了多少，却是男人最容易受伤的"多事之地"。前列腺炎、前列腺增生和肥大等疾病严重影响着男性的健康和生活质量，而前列腺癌更是老年男性最常见的癌症。每年全球有超过100万新发前列腺癌患者，而且有30万人因该病而死亡。

前列腺的健康与不良的生活方式、饮食方式关系密切，过度吸烟饮酒、吃辛辣食物都可以刺激前列腺肿胀发炎；久坐或者长时间骑自行车会减慢前列腺区域的血液循环，导致前列腺部位慢性充血淤血，经常憋尿易使男性尿道下段寄生的细菌逆行到尿道，引发前列腺炎……

因此，保护好前列腺是男性健康的第一要务，一定要做到："三多""三少"和"三不"，"三多"是：多喝水、多放松、多保暖；"三少"是：少抽烟、少喝酒、少吃辣；"三不"是：不久坐、不憋尿、不纵欲。

男性是痛风的高发人群

据统计目前我国痛风患者超过8000万人，而且正以每年9.7%的年增长率迅速增加。预计2020年，痛风人数将超过1亿。我们见识过痛风之"痛"的人都知道，如刀割、如虫咬、痛不欲生。而男性就是痛风患者的"主力军"。

这与男性的生活方式密切相关。男性常常喜欢几个朋友一起，吃着海鲜、喝着啤酒、聊着人生，是很多男人觉得最惬意不过的事了。然而就是在这样的吃吃喝喝中，痛风就悄然而至了。既然痛风主要是"病从口入"，那么"管住嘴"即是此病预防和治疗的首要原则。

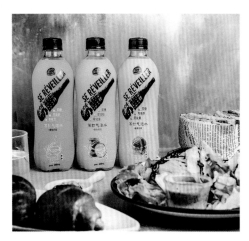

苏醒小纤与餐饮搭配

减少高嘌呤食物的摄入 如鱼类、贝壳类及动物内脏等食物。

限制饮酒 过量的乙醇一方面会导致血液中乳酸浓度升高，从而抑制肾脏对尿酸的排出，另一方面则会通过加速肝脏对嘌呤物质的降解，增加尿酸的生成。

减少富含果糖饮料的摄入 有研究显示每天饮用超过1000毫升的含糖软饮料的人群，高尿酸血症和痛风的患病概率将倍增。

增加新鲜蔬菜的摄入 大部分的蔬菜都属于低嘌呤食物，而且蔬菜是碱性食物，有助于促进尿酸排出体外，鼓励多吃。

多饮水 痛风患者平时每天饮用2000毫升的水、急性发作期每天需饮用3000毫升水促进尿酸排出。

男性生育力

影响生育能力的因素多来自肥胖、睡眠不足等。

研究者发现，肥胖男性机体精液中炎性标志物的水平较高。而且精子质量下降，这与男性机体的体重指数（BMI）直接相关。

来自波士顿大学公共卫生学院的研究人员通过研究发现：睡得太少也会影响男性的生殖能力。对于男性而言最佳睡眠时间或是每天晚上7～8个小时。

吸烟对男性健康的危害

中国男性2/3有抽烟的习惯，每年消费烟草数量占据全球的40%之多。

最近，来自牛津大学及北京大学的研究者们分析了50万名中国人吸烟以及暂时性的戒烟对于糖尿病长期发生风险的影响。研究者们发现，相比没有吸烟习惯的人，经常吸烟的人患糖尿病的风险要高15% ～ 30%。

此外，对于男性来说，肥胖人群因吸烟而患糖尿病的风险要高60%。

压力对男性的影响

有数据显示，工作是男性最大的压力所在，已成为影响男性健康的头号杀手。47%的男性在工作中感到压力大、精神紧张，只有0.2%的人感到毫无压力。68%的男性经常会出现焦虑、失眠、多梦、乏力、易疲劳。

卡尔加里大学通过研究发现：压力也会传染，而男性更容易受到压力的影响。而且，相比女性而言，男性更易患流感，死于感染性疾病的数量明显高于女性。男性因结核病死亡的可能性是女性的1.5倍。

更多精彩内容
请扫码收听

男性看似坚强，实则软弱。男人背负这么多，却得不到应有的关爱。做男人真难啊！作为男人肯定要承担自己应有的责任，但是我们更有责任保护好自己的身体，因为健康是我们对家庭、对社会最大的责任。所以，在此呼吁所有男性主动健康，关爱自己！

参考书目

1. 清·王孟英.王孟英医学全书［M］.太原：山西科学技术出版社，2015.

2. 李永来.中华食疗［M］.北京：线装书局，2008.

3. 中国营养学会.中国居民膳食指南［M］.拉萨：西藏人民出版社，2008.

4. 裴素萍.六高人群怎么吃［M］.北京：科学出版社.2008.

5. 谢碧霞，李安平.膳食纤维［M］.北京：科学出版社2006.